LES ACTUALITÉS MÉDICALES

Collection de volumes in-16, de 96 pages, cartonnés
Chaque volume : **1** fr. **50**

Le Cytodiagnostic, par le Dr Marcel LABBÉ, médecin des hôpitaux.
Le Sang, par le Dr Marcel LABBÉ.
Anatomie clinique des Centres nerveux, par le Pr GRASSET, 2e *édit.*
Diagnostic des Maladies de la Moelle, 2e *édition*, par le Pr GRASSET.
Diagnostic des Maladies de l'Encéphale, par le Pr GRASSET.
L'Appendicite, par le Dr Aug. BROCA, agrégé à la Faculté de Paris.
Les Rayons de Röntgen et le Diagnostic de la Tuberculose, par le Dr A. BÉCLÈRE.
Les Rayons de Röntgen et le Diagnostic des Affections thoraciques non tuberculeuses, par le Dr A. BÉCLÈRE.
La Radiographie et la Radioscopie cliniques, par le Dr L.-R. REGNIER.
La Mécanothérapie, par le Dr L.-R. REGNIER.
Radiothérapie et Photothérapie, par le Dr L.-R. REGNIER.
Cancer et Tuberculose, par le Dr CLAUDE, médecin des hôpitaux.
La Cryoscopie des Urines, par les Drs CLAUDE et BALTHAZARD.
La Diphtérie, par les Drs H. BARBIER, médecin des hôpitaux, et G. ULMANN.
La Grippe, par le Dr L. GALLIARD, médecin de l'hôpital Saint-Antoine.
Le Traitement de la Syphilis, par le Dr EMERY.
Chirurgie des Voies biliaires, par le Dr PAUCHET.
Le Traitement pratique de l'Epilepsie, par le Dr GILLES DE LA TOURETTE, agrégé à la Faculté de Paris, médecin de l'hôpital Saint-Antoine.
Formes et Traitement des Myélites syphilitiques, par le Dr GILLES DE LA TOURETTE.
Les États neurasthéniques, par le Dr GILLES DE LA TOURETTE, 2e *édition.*
Psychologie de l'Instinct sexuel, par le Dr JOANNY ROUX, médecin des hôpitaux de Saint-Etienne.
La Psychologie du Rêve, par VASCHIDE et PIÉRON.
Les Glycosuries non diabétiques, par le Dr ROCQUE, professeur agrégé à la Faculté de Lyon, médecin des hôpitaux.
Les Régénérations d'organes, par le Dr P. CARNOT, docteur ès sciences.
Le Tétanos, par les Drs J. COURMONT et M. DOYON, professeur et professeur agrégé à la Faculté de Lyon.
La Gastrostomie, par le Dr BRAQUEHAYE, agrégé à la Faculté de Bordeaux.
Le Diabète, par le Dr R. LÉPINE, professeur à la Faculté de Lyon.
Les Albuminuries curables, par le Dr J. TEISSIER, professeur à la Faculté de Lyon.
Thérapeutique oculaire, par le Dr F. TERRIEN, chef de clinique ophtalmologique à la Faculté de Paris.
La Fatigue oculaire, par le Dr DOR.
Les Auto-intoxications de la grossesse, par le Dr BOUFFE DE SAINT-BLAISE, accoucheur des hôpitaux de Paris.
Le Rhume des Foins, par le Dr GAREL, médecin des hôpitaux de Lyon.
Le Rhumatisme articulaire aigu en bactériologie, par les Drs TRIBOULET, médecin des hôpitaux, et COYON.
Le Pneumocoque, par LIPPMANN. Préface de M. DUFLOCQ.
Les Enfants retardataires, par le Dr APERT, médecin des hôpitaux.
La Goutte et son traitement, par le Dr APERT.
Les Oxydations de l'Organisme, par les Drs ENRIQUEZ et SICARD.
Les Maladies du Cuir chevelu, par le Dr GASTOU.
Les Dilatations de l'Estomac, par le Dr SOUPAULT, médecin des hôpitaux.
La Démence précoce, par les Drs DENY et ROY.
Chirurgie intestinale d'urgence, par le Dr MOUCHET.
Les Accidents du travail, guide du médecin, par le Dr GEORGES BROUARDEL.
Le Cloisonnement vésical et la Séparation des urines, par le Dr CATHELIN.
Le Traitement de la Constipation, par le Dr FROUSSARD.
La Protection de la Santé publique, par le Dr MOSNY.
La Médication surrénale, par les Drs OPPENHEIM et LOEPER.
Le Canal vagino-péritonéal, par le Dr VILLEMIN.

CORBEIL. — Imprimerie ÉD. CRÉTÉ.

LES ACTUALITÉS MÉDICALES

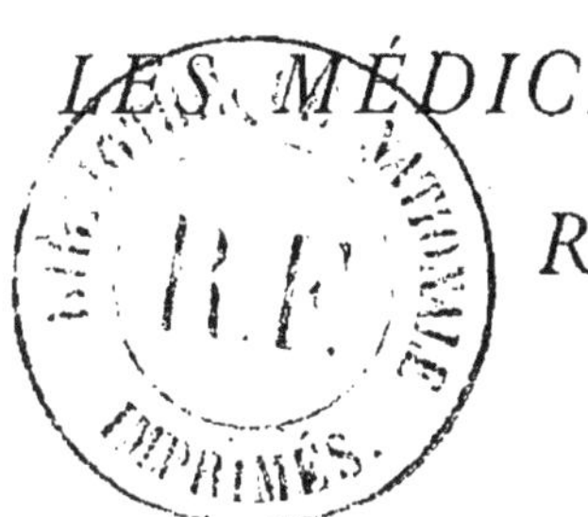

LES MÉDICATIONS RECONSTITUANTES

LA Médication Phosphorée

GLYCÉRO-PHOSPHATES, LÉCITHINES, NUCLÉINES

PAR

Henri LABBÉ

Chef de laboratoire à la Faculté de Médecine de Paris

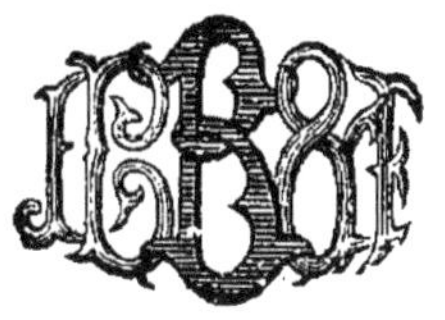

PARIS

LIBRAIRIE J.-B. BAILLIÈRE ET FILS

19, rue Hautefeuille, près le boulevard Saint-Germain

1904

LA

MÉDICATION PHOSPHORÉE

INTRODUCTION

La médication phosphorée n'est pas nouvelle. Il y a longtemps que l'action du phosphore métalloïdique a été préconisée par Trousseau dans le rachitisme, et, depuis bien des années, on ordonne le phosphate de chaux à doses massives pour aider la croissance et la formation des enfants. Médiocres étaient les résultats apportés par ces médications. Le phosphore, des plus dangereux à manier sous sa forme métalloïdique brutale, la seule que l'on savait utiliser, ne se prescrivait qu'en quantités dérisoires, ne pouvant produire aucun effet de masse réellement utile. Les phosphates calciques, insolubles, s'éliminaient par les fèces pour la plus grande part, et par l'urine pour la portion solubilisée par les acides normaux de l'organisme : ils restaient, en somme, à peu près sans profit.

Depuis quelques années, la thérapeutique phosphorée a fait des progrès considérables : cela tient uniquement à la découverte et à l'étude systématique de nouveaux composés phosphorés, qui sont, ou les formes physiologiques mêmes dans lesquelles le phosphore évolue chez l'être vivant, ou les matériaux de construction de ces formes, ou leurs produits de dégradation : glycéro-phosphates plus ou moins complexes, lécithines, nucléines, acides nucléiques naturels, ou reproduits par la synthèse ;

toute la thérapeutique du phosphore, celle du présent comme celle de l'avenir, consiste probablement dans l'utilisation de ces formes chimiques.

Tout nouveaux encore sont les essais thérapeutiques orientés dans cet ordre d'idées. Les fondements biochimiques sur lesquels s'édifient ces thérapeutiques rationnelles sont délicats et complexes. A ce titre, leur connaissance est restée jusqu'à présent étrangère à la majorité des praticiens. Mais ceux-ci ne peuvent être tentés d'appliquer ces médications que si on les y a intéressés en montrant leurs origines théoriques. Ces données biochimiques forment un tout harmonieux et indissoluble, mais leur vulgarisation est malaisée.

On trouvera ici les seuls développements techniques et chimiques indispensables à la connaissance des processus biologiques dont les corps phosphorés sont les termes actifs, et aussi à la diagnose et à la caractérisation pratique de ces mêmes corps.

Un relief particulier a été donné à l'indication de toutes leurs sources organiques. Ce soin facilite la compréhension des vues intéressantes qui ont été émises sur la nature des transformations auxquelles les substances phosphorées participent.

L'exposé de leurs applications thérapeutiques est aussi complet que l'a permis l'état actuel des connaissances.

Un dernier chapitre rappelle la posologie générale de toute la médication phosphorée dans ses diverses indications. Le praticien et le pharmacien lui-même y trouveront d'utiles renseignements, leur permettant de reconnaître la falsification ou la fraude, si fréquentes dans la préparation de ces composés.

I. — COMPOSITION ET CARACTÈRES CHIMIQUES DES CORPS PHOSPHORÉS DE L'ORGANISME.

Tout le phosphore contenu dans les organismes vivants y est à l'état d'acide phosphorique ou de dérivés plus ou moins complexes de l'acide phosphorique :

Par ordre de complication croissante, on y rencontre :

1° L'*acide phosphorique lui-même*, combiné aux bases alcalines et alcalino-terreuses;

2° L'*acide glycéro-phosphorique*, également combiné aux mêmes bases;

3° Les *acides acyl-glycéro-phosphoriques*;

4° Les *acyl-glycéro-phosphates de choline*, ou de bases analogues, c'est-à-dire les *lécithines* proprement dites;

5° Les acides glycéro-phosphoriques à complexes hydrocarbonés et albuminoïdes auxquels on donne le nom d'*acides nucléiques*;

6° Enfin les produits de saturation de ces acides nucléiques par un complexe albuminoïde : ces ensembles, qui constituent des *protéides* proprement dits, portent les noms génériques de *nucléines*;

7° Des composés qui résultent de la combinaison plus ou moins lâche entre les nucléines et un autre complexe albuminoïde, combinaison qu'une simple hydratation suffit à démolir. Ces corps sont les *nucléo-albumines*, protéides très répandus dans les organismes vivants, mais surtout dans les organes différenciés, où ils semblent jouer, jusqu'à un certain point, un rôle fonctionnel. Leur nom de nucléo-albumines [albuminoïdes constitutifs du noyau (?)], au reste, est mal choisi, car les ressources chimiques, jusqu'à présent, n'ont pas réussi à dissocier ces éléments constitutifs de la cellule et à séparer ceux qui concernent la texture du protoplasma ordinaire et ceux qui, au contraire, sont exclusivement réservés à l'édification du noyau proprement dit.

1. — ACIDE PHOSPHORIQUE.

L'acide phosphorique, extrêmement abondant dans les organismes, est un acide polybasique qui a pour schéma :

$$PO^4H^3 = PO\begin{cases} OH \\ OH \\ OH \end{cases}$$

Cette formule met en évidence sa tribasicité. Cette propriété étant en relation directe avec l'aptitude d'un composé à s'unir à d'autres complexes basiques ou métalliques plus ou moins simples, l'acide phosphorique est susceptible d'affecter un grand nombre de modalités dans ses combinaisons avec les bases usuelles de l'organisme. En se combinant aux alcalis usuels ou aux bases alcalino-terreuses (soude, potasse ou ammoniaque, chaux), si abondants dans la nourriture et les liquides normaux de l'organisme, il forme trois catégories de sels :

a. Les phosphates *monobasiques* : $PO\begin{cases} OM \\ OH \\ OH \end{cases}$

b. Les phosphates *bibasiques* : $PO \begin{matrix} OM \\ OM \\ OH \end{matrix}$

c. Les phosphates *tribasiques* : $PO \begin{matrix} OM \\ OM \\ OM \end{matrix}$

Ces trois séries de sels tirent, de cette saturation graduellement croissante, des propriétés tout à fait distinctes et contradictoires. Les phosphates monobasiques, gardant deux fonctions (oxhydryles acides intacts), possèdent une vive affinité pour les bases et une réaction acide vis-à-vis de la totalité des indicateurs colorés. Il n'en est plus tout à fait de même pour les sels bibasiques : s'ils gardent, en réalité, la propriété d'être saturés par une troisième molécule basique, en apparence, c'est seulement vis-à-vis de certains indicateurs colorés qu'ils se caractérisent comme non saturés par les bases alcalines (1), de telle sorte que l'examen d'un liquide de l'organisme riche en phosphates pourra donner des résultats tout à fait contradictoires, selon qu'il sera pratiqué vis-à-vis des uns ou des autres de ces indicateurs (2).

La troisième série des sels, au contraire, est tout à fait alcaline aux indicateurs.

Si, des bases alcalines proprement dites, on passe

(1) Voy. les études intéressantes de Berthelot (*Ann. ch. phys.*, 1902).

(2) C'est ainsi que, vis-à-vis du méthyl-orange, le phosphate monobasique apparaît comme neutre, ce qui définit l'acide phosphorique comme monobasique vis-à-vis de cet indicateur; avec la phénol-phtaléine, la neutralité n'apparaît qu'après la deuxième molécule de base. Enfin l'acide phosphorique n'est triacide qu'au regard du bleu C. 4. B., qui vire d'une façon un peu incertaine aux environs de la troisième molécule de base.

à l'action des bases alcalino-terreuses, on retrouve des distinctions du même genre. Elles sont encore accentuées et aggravées en intérêt, au point de vue organique et même thérapeutique, par ce fait que la première série des sels est seule soluble dans les milieux aqueux. Le phosphate tribasique de chaux est totalement insoluble dans l'eau (1).

Le phosphate monocalcique, très soluble, a une réaction acide. Il ne se trouve, au reste, qu'en très petite quantité dans les milieux liquides de l'organisme, et la presque totalité des phosphates alcalino-terreux est concentrée dans le système osseux dont il constitue les deux tiers, en poids, sous forme de phosphate tribasique de chaux.

L'importance des notions précédentes fait qu'il est impossible de les ignorer, ou de les passer sous silence, si l'on veut éclairer le mécanisme de la répartition et de la solubilisation du phosphore dans l'organisme, lorsqu'il s'opère par la voie naturelle de l'alimentation, source unique de ce métalloïde, ou bien celui de son assimilation, lorsqu'il est donné en vue d'un but thérapeutique déterminé.

On entrevoit ainsi dans sa complexité le problème de la composition des liquides aqueux de l'organisme, seules voies circulantes en dernière analyse, et qui exigent pour l'assimilation de tout élément,

(1) Des faits analogues à ceux qui ont été signalés plus haut se reproduisent dans la neutralisation de l'acide phosphorique par les bases alcalino-terreuses. Au regard du tournesol, l'acide phosphorique est sensiblement bibasique, tandis que la phénolphtaléine le décèle comme sensiblement tribasique. Enfin, en dehors de tout indicateur coloré, l'acide phosphorique possède une polybasicité graduelle, mise en évidence par M. Berthelot dans la formation d'un phosphate quadribasique de chaux.

en quantité si minime soit-il, sa solubilisation préventive. L'inconciliation apparente de l'alcalinité du sang (en réalité acide par ses affinités fonctionnelles) et de l'acidité de l'urine s'explique dès lors, ou tend à s'expliquer simplement par la proportion plus ou moins grande des phosphates plus ou moins saturés qui s'y rencontrent, mélangés à des sels qui présentent des anomalies de même nature, les carbonates et bicarbonates. La théorie de Liebermann, développée au chapitre des lécithines, est d'autant plus séduisante qu'elle respecte — dans son essai d'explication de la transformation du sang en urine au niveau du parenchyme rénal — cette notion de proportions d'éléments sensibles aux indicateurs colorés dans l'un et l'autre liquide.

Un essai de médication rationnelle phosphorée n'a d'intérêt que s'il se fonde sur un essai de synthèse de l'évolution du phosphore dans l'organisme. Joulie, dans son intéressante théorie sur l'hypoacidité et son essai de médication acide, a su s'inspirer de ces nécessités biochimiques, et c'est ce qui donne à sa méthode, si peu confirmée encore soit-elle par des exemples cliniques, un intérêt des plus réels.

L'acide phosphorique libre est, par lui-même, un corps incolore, inodore, obtenu sous forme vitreuse, ou, s'il n'est pas anhydre, sous forme sirupeuse (1). C'est un acide très fort, rougissant énergiquement le tournesol; il est extrêmement soluble dans l'eau. Son introduction dans l'organisme, à doses même assez fortes, ne semble pas provoquer d'inconvé-

(1) C'est sous cette forme unique que la pharmacopée l'a employé et l'emploie encore (Voy. page 79).

nients, à cause sans doute de son caractère éminemment physiologique.

2. — ACIDE GLYCÉRO-PHOSPHORIQUE ET GLYCÉRO-PHOSPHATES MINÉRAUX.

La glycérine, de formule brute $C^3H^8O^3$, est un alcool polyvalent qui peut se représenter par le schéma :

$$\begin{array}{ccccc} CH^2 & - & CH & - & CH^2 \\ | & & | & & | \\ OH & & OH & & OH \end{array}$$

Ces trois oxhydryles peuvent être éthérifiés par les différents acides minéraux ou organiques. Si on les met, dans des conditions convenables, en présence d'acide phosphorique, celui-ci se fixe, par éthérification, en donnant un corps dont la position du groupe acide est mal déterminée. On admet cependant que l'acide glycéro-phosphorique ainsi formé a probablement la constitution suivante :

$$\begin{array}{ccccccc} CH^2 & - & CHOH & - & CH^2 & - & O \\ | & & & & & & | \\ OH & & & & & & PO(OH)^2 \end{array}$$

Ce complexe peut être, théoriquement, saturé par toutes les bases minérales, en donnant les divers sels que nous allons examiner et que la thérapeutique utilise largement sous le nom de *glycéro-phosphates*.

Acide glycéro-phosphorique libre $C^3H^9PO^6$. — Son obtention est malaisée, il est du reste fort instable et on ne l'obtient jamais pur et anhydre. Vient-on en effet à le préparer, soit, suivant Pelouze (1), par action de l'acide phosphorique ou mieux de son anhy-

(1) *Journal des praticiens*, 36, 257.

dride sur la glycérine, soit par ébullition de la lécithine ou de la céphaline avec de l'eau de Baryte, il se décompose lorsqu'on essaie de le concentrer, en mettant en liberté de l'acide phosphorique (1).

L'acide glycéro-phosphorique se rencontre en petites quantités dans l'urine normale humaine.

Glycéro-phosphates. — La formule de l'acide glycéro-phosphorique, correspondant au schéma :

$$\begin{array}{l} CH^2 - CHOH - CH^2 - O - PO(OH)^2 \\ \,| \\ OH \end{array}$$

l'indique comme bibasique. Il donne effectivement deux séries de sels qui ont été bien étudiées par Thudichum et Kingzeld (2). Ces sels sont relativement plus stables. Les plus importants sont les *sels alcalins* et les *alcalino-terreux*.

Les glycéro-phosphates de sodium et de potassium, déliquescents et très solubles dans l'eau, s'obtiennent malaisément à l'état pur.

Le glycéro-phosphate neutre de calcium, si employé en thérapeutique, dont la formule est :

$$CaC^3H^7PO^6$$

forme des feuillets cristallins, solubles en grande quantité dans l'eau chaude ou froide, beaucoup plus stables que les combinaisons alcalines.

Le sel acide $Ca(C^3H^8PO^6)^2$ est moins employé.

Acides acyl-glycéro-phosphoriques. — Les acides acyl-glycéro-phosphoriques (3), dans lesquels les

(1) Sotnistschewsky. H, 4, page 214.

(2) *J.*, 1876, page 557.

(3) On désigne, par abréviation, sous le nom d'*acyl*, les groupements restes d'acides gras organiques : COR, qui, dans la circonstance précédente, peuvent dériver des acides stéarique, palmitique, ou oléique, etc.

fonctions encore libres de la glycérine sont éthérifiées par des groupements acides, doivent constituer des complexes extrêmement instables, car ils ne sont pas connus à l'état de liberté ou à l'état naturel. Les liquides ou milieux physiologiques ne contiennent jamais que des combinaisons plus complexes avec les bases organiques, ou au contraire des produits de dégradation plus avancée, où les éléments de ces acides voisinent ensemble, mais sans être combinés. Il est possible cependant que l'analyse immédiate soit ici en défaut, car l'acide *distéaro-glycéro-phosphorique* a pu être obtenu en agitant une solution éthérée de lécithine avec une solution sulfurique étendue. L'acide reste, dans ces conditions, en solution aqueuse, et l'on connaît son sel de potassium cristallisé.

Les processus physiologiques de dégradation étant plus doux encore que ceux que l'on peut reproduire artificiellement, il est probable que, à un moment ou à un autre, des acides acyl-glycéro-phosphoriques peuvent exister à l'état de liberté, dans certains liquides ou sécrétions physiologiques (1).

Acyl-glycéro-phosphates de bases organiques (choline, neurine, etc.). — Les lécithines sont les produits de saturation des acides acyl-glycéro-phosphoriques précédents par des bases organiques azotées, telles que la *neurine* ou la *choline.*

On a longtemps confondu ces deux bases. Leurs identités respectives étant maintenant bien établies, on a reconnu aussi que la neurine entrait beau-

(1) Le fait a été signalé dans le cas des capsules surrénales, et, pour le règne végétal, les glycéro-phosphates existeraient dans le lait intérieur de la noix de coco.

coup plus rarement dans la composition des complexes phosphorés. La neurine étant une base toxique, on voit quel intérêt pratique présentait cette constatation.

Les lécithines ont comme formule schématique générale :

$$C^3H^5 \begin{cases} [C^nH^{2n-1}O^2]^2 \\ O - PO(OH) - O \end{cases} > C^2H^4 \begin{cases} \equiv (CH^3)^3 \\ Az(OH) \end{cases}$$

les positions respectives des groupements éthérifiants sur la molécule initiale de la glycérine étant encore mal connues.

Propriétés chimiques caractéristiques. — Ce sont des corps visqueux, quelquefois vaguement cristallins, très hygroscopiques, se ramollissant au contact de l'eau, facilement solubles dans l'alcool, l'éther, le chloroforme et les diverses huiles.

Les acides minéraux étendus attaquent très lentement les lécithines, en mettant en liberté de l'acide phosphorique.

Les alcalis les dégradent beaucoup plus rapidement, mais s'arrêtent à l'acide glycéro-phosphorique (1).

L'ébullition avec de l'eau de Baryte les saponifie quantitativement suivant l'équation :

$$\underset{\text{Lécithine distéarique.}}{C^{44}H^{90}PAzO^9} + 3H^2O = 2\underset{\text{Acide stéarique.}}{C^{18}H^{36}O^2} + \underset{\text{Acide glycéro-phosphorique.}}{C^3H^9PO^6} + \underset{\text{Choline.}}{C^5H^{15}AzO^2}.$$

L'agitation d'une solution éthérée de lécithine avec une eau sulfurique provoque au contraire la mise en dissolution aqueuse du sulfate de choline,

(1) Gilson. H, 12, page 601.

tandis que l'éther retient dissous l'acide *distéaro-glycéro-phosphorique* $C^3H^5 (C^{18}H^{35}O^2)^2 PO^4H^2$.

Les *lécithines* les plus usuellement connues, et qui toutes trois existent dans le jaune d'œuf, sont les lécithines *palmitique*, *stéarique* et *oléique* (1). Schecker (2) a obtenu la lécithine de l'œuf pure, en traitant le jaune d'œuf par un mélange d'alcool et d'éther. On distille l'éther, on précipite les huiles étrangères en ajoutant de l'alcool au résidu. La solution limpide est additionnée d'une solution alcoolique d'acide chloroplatinique. La poudre jaune de chloroplatinate de lécithine ainsi obtenue est purifiée par des dissolutions répétées dans l'éther, suivies de précipitations par l'alcool. La décomposition du sel par l'hydrogène sulfuré donne le chlorhydrate de lécithine qui, concentré de la solution, se présente en masse cireuse; l'oxyde d'argent met enfin en liberté la lécithine de son chlorhydrate. Cette lécithine, libre et pure, est des plus instables.

3. — PRODUITS D'IDENTIFICATION DES LÉCITHINES.

Chloroplatinate de lécithine : $C^{42}H^{83} PAzO^9Cl$, $2PtCl^4$. — Ce corps caractéristique constitue une poudre jaune, facilement *soluble dans l'éther*, le chloroforme, la benzine, le sulfure de carbone et précipitable par l'alcool. La solution éthérée se décompose lentement à température ordinaire.

Chlorocadmate de lécithine. — Les lécithines, du moins celles de l'œuf, sont aussi précipitées de leurs solutions éthéro-alcooliques par une solution alcoo-

(1) *A.*, 148, page 80.

(2) Voy. plus loin la séparation de ces trois variétés dans la lécithine du cerveau.

lique de chlorure de cadmium. Ce composé, sous forme d'une poudre jaune, est peu soluble dans l'éther et l'alcool, mais l'alcool chlorhydrique le dissout facilement.

4. — AUTRES COMPOSÉS PHOSPHORÉS.

Tout à côté des lécithines, toujours mélangées à elles dans les milieux physiologiques, se rencontrent d'autres composés phosphorés dont le rapport chimique avec l'acide glycéro-phosphorique et ses dérivés n'est pas aussi nettement établi. Les plus connus de ces dérivés sont : le protagon et la céphaline.

Protagon : $C^{160}H^{308}PO^{35}$. — Gamgée et Blankenhorm (1) ont obtenu le protagon par digestion rapide de cervelle fraîche et finement divisée (exempte de sang et de peau) avec l'alcool à 85 p. 100. L'extrait alcoolique, refroidi à 0°, est séparé des matières étrangères, telles que la cholestérine, etc., par addition d'éther qui précipite le protagon. Celui-ci est purifié par dissolution dans l'alcool à 45° C. et refroidissement. Si ce refroidissement est lent, le protagon se sépare sous forme d'aiguilles ; s'il est rapide, sous une forme granuleuse amorphe.

En le desséchant sur l'anhydre phosphorique, ce corps brunit à 150° et commence à fondre vers 200°. Il est peu soluble dans l'éther froid, beaucoup plus à chaud, mais une longue ébullition au sein de cet agent le décompose. Il est également très peu soluble dans l'alcool froid et beaucoup plus à chaud, et la solution ne se gélatinise pas. Lorsqu'il a été séché sur l'acide sulfurique, il n'est pas hygroscopique.

(1) *Ber.*, 12, page 1229.

Céphaline : $C^{42}H^{79}PAzO^{13}$. — Thudichum (1) l'a extraite du cerveau. L'ébullition avec la baryte la décompose, avec mise en liberté de bases et d'acide glycéro-phosphorique.

Il est bien certain enfin que ces divers corps ne représentent pas toutes les modalités du complexe phosphoré gras dans l'organisme. Signalons, en particulier, que les lécithines, dosées et étudiées par l'auteur (2) dans les capsules surrénales, semblent formées, en grande partie, non de lécithines analogues à celles de l'œuf, mais plutôt de corps à teneur plus forte en azote et plus faible en phosphore, et se rapprochant ainsi, sans s'identifier avec lui, du *protagon*. Les recherches entreprises à ce sujet sont actuellement en cours. La teneur en lécithines d'un corps quelconque s'évaluant toujours d'après la teneur en phosphore, en multipliant celui-ci par un coefficient constant, si l'on change ce coefficient, il s'ensuit que la proportion des lécithines varie aussi. Ce fait, insignifiant en apparence, est en réalité très important, car il permet de mettre d'accord les résultats de l'histologie, indiquant dans certains organes la présence, en quantités presque exclusives, d'une graisse fonctionnelle, avec ceux de la chimie qui indiquent en réalité une quantité de lécithine bien moindre. Si, en effet, ce coefficient spécifique devient double, il s'ensuit que la même teneur en phosphore correspond à une proportion double en complexes phosphorés (3).

(1) *Ber.*, 9, 950.
(2) *Loco citato.*
(3) C'est ce qui a lieu, suivant toutes probabilités, dans le cas des capsules surrénales.

5. — NUCLÉO-ALBUMINES.

On donne le nom générique de *nucléo-albumine* à tout albuminoïde ou mieux tout protéide phosphoré, générateurs physiologiques et chimiques des nucléines étudiées plus loin. Si l'on cherche à digérer une nucléo-albumine par un ferment approprié, la pepsine par exemple, on n'y parvient pas intégralement et on laisse un résidu insoluble qui n'est autre que la *nucléine*. Les nucléo-albumines contiennent une quantité de phosphore qui peut osciller entre : P = 0,4 p. 100 environ et 0,8 à 0,9 p. 100. Ces derniers chiffres sont ceux que l'on a rencontrés dans diverses analyses de la caséine, qui est la nucléo-albumine du lait. Cette qualité peut augmenter dans certains cas sa valeur thérapeutique, mais sa valeur digestive et eupeptique est affaiblie, du fait de la formation d'un résidu insoluble de nucléine, qui peut devenir dangereux lorsqu'il est en excès.

Les *nucléo-albumines* sont extrêmement répandues dans les tissus et liquides des organismes. L'intérêt qu'elles présentent de ce chef n'est pas thérapeutique, mais bien plutôt diététique, et le praticien ne saurait oublier qu'en recommandant certaines viandes ou certains tissus d'une façon privilégiée, il fera ainsi ingérer à son malade des quantités plus ou moins considérables de phosphore à l'état physiologique. C'est ainsi qu'on en trouvera surtout dans le thymus, le riz du veau, les foies, les reins, etc. — La chair musculaire n'en est pas dépourvue, mais les quantités qu'elle en contient sont bien moins notables.

D'un travail de Jolly(1), on peut conclure, de dosages effectués sur diverses viandes, que 50 grammes de gigot, par exemple, contiennent environ 0gr,140 de P^2O^5, ce qui constitue déjà une quantité appréciable.

6. — NUCLÉINES ET ACIDES NUCLÉIQUES.

1° Nucléines. — Les nucléines sont des composés physiologiques dont le caractère primordial est d'être des dérivés de l'acide phosphorique. Peut-être, dans le noyau même de la combinaison, ce groupement phosphorique est-il sous la forme d'acide métaphosphorique ; quoi qu'il en soit, les produits de dégradation décèlent toujours le phosphore à l'état d'acide orthophosphorique.

Les nucléines sont assez répandues, et, en dehors du caractère commun ci-dessus relaté, elles présentent des constitutions très différentes, car leur dégradation par les divers agents met en évidence des complexes bien dissemblables.

1° C'est ainsi qu'on connaît des *nucléines* qui sont des combinaisons d'une albumine avec l'acide phosphorique.

2° Des combinaisons d'*hypoxanthine* avec l'*acide phosphorique.*

3° Des combinaisons plus complexes encore d'une albumine avec les divers corps xanthiques, joints à l'acide phosphorique.

En dehors de leur teneur en acide phosphorique, le deuxième caractère commun et général de tous ces corps est leur résistance absolue vis-à-vis des liquides ferments digestifs, tels que la pepsine chlorhydrique et la trypsine. Ils se dissolvent facilement, au contraire, dans les alcalis étendus.

(1) *C. R.*, t. CXXVI, page 531.

Propriétés générales des nucléines. — La nucléine (du sperme) fraîchement précipitée est une substance incolore, amorphe, un peu soluble dans l'eau, et cette solution est troublée par les acides. Après une longue digestion dans l'alcool fort, elle perd complètement la propriété de se dissoudre dans l'eau.

Elle se dissout facilement dans les alcalis, le carbonate de soude et le phosphate acide de sodium PO^4Na^2H, mais elle est insoluble dans l'alcool, l'éther, la glycérine et les acides très étendus. Les acides concentrés, tels que l'acide azotique et l'acide chlorhydrique, la dissolvent, par contre, à froid et sans coloration jaune. La nucléine possède les caractères des matières albuminoïdes, elle donne en effet la réaction du Biuret et celle de Millon (1).

La nucléine possède un caractère fortement acide, même au tournesol. D'après Miescher, son sel de baryum la caractérise comme acide tribasique. Les solutions aqueuses sont précipitées par le chlorure de zinc et le sulfate de cuivre. Le corps obtenu au moyen de ce dernier sel est vert floconneux, insoluble dans l'eau et insoluble dans l'ammoniaque.

Les nucléines sont extrêmement résistantes aux ferments digestifs, mais les acides étendus les décomposent déjà à froid et surtout à chaud. Les alcalis les dégradent encore plus facilement avec production de phosphates.

(1) La réaction du Biuret consiste en la formation d'une coloration violette ou bleu violet par mélange avec une solution très étendue de SO^4Cu, additionnée de quelques gouttes de soude caustique. — La réaction de Millon consiste en la formation d'une coloration rouge brun, teignant directement la matière insoluble par son mélange et son échauffement avec une liqueur d'azotate de mercure. Elle est caractéristique de la présence d'un groupement aromatique (tyrosine).

L'ébullition aqueuse de la nucléine de levure suffit, d'après Kossel, à séparer de l'acide phosphorique libre, un corps albuminoïde et surtout de l'ammoniaque et de l'acide carbonique.

D'après le même auteur, la nucléine fraîchement précipitée se dissout entièrement par ébullition avec l'eau.

La solution contient de la *xanthine*, de l'*hypoxanthine* (*bases puriques*), un albuminate et un corps analogue à une peptone.

Vient-on à traiter la même nucléine par ébullition avec l'acide sulfurique, il se forme de la *guanine*, de l'*hypoxanthine* et de la *xanthine*.

Dans les mêmes conditions, la nucléine de la levure donne de l'*adénine* $C^5H^5Az^5$.

Quant aux formules qu'il convient d'attribuer aux diverses nucléines, elles sont encore mal déterminées.

La plus simple correspond à la composition centésimale :

$$C^{29}H^{49}Az^{39}P^3O^{22}.$$

On peut, en tout cas, remarquer qu'il ne serait pas exact d'apprécier la pureté d'une nucléine, en prenant, comme on le fait souvent, le rapport centésimal de la proportion de phosphore à celle d'azote et même de soufre, pour ceux de ces corps qui en contiennent.

Dans les nucléines *animales*, le rapport est :

$$P : Az : S = 2 : 19 : 5.$$

Dans les nucléines *végétales* (tourteaux de pavots, noix, semences diverses, palme, etc.), le rapport est :

$$P : Az : S = 1 : 18 : 3$$

et enfin dans la nucléine de levure :

P : Az : S = 1 : 7 : 0,9.

2° **Acides nucléiques.** — La plupart des nucléines, attaquées par les alcalis, se dégradent en donnant naissance à une albumine et à un corps à caractère acide, un acide *nucléinique* ou *nucléique*. Ces derniers corps sont encore, même au point de vue chimique, des plus malconnus. Ils sont généralement, par une ébullition plus ou moins prolongée avec des acides minéraux étendus, décomposés en acide phosphorique et bases xanthiques. Les acides nucléiques de la levure, du pancréas, des glandes lactées donnent encore naissance, pendant leur décomposition, à des molécules hydrocarbonées.

Les acides nucléiques les mieux connus, et qui sont les plus aisés à extraire dans la pratique, sont les acides de la levure, du thymus, du jaune d'œuf, du sperme de saumon (1).

Comme exemple de mode d'extraction, nous résumons ci-dessous celui de l'acide thymus-nucléique (2), autrement dénommé aussi acide adénylique. Dix kilogrammes de glande, bien privée de tissus étrangers, sont traités par 12 litres d'eau et 20 centimètres cubes de $CHCl^3$ (chloroforme), pendant vingt-quatre heures. On précipite la solution filtrée par 1 kilogramme de baryte cristallisée. Le précipité lavé à l'eau de baryte est traité par 3/4 de litre d'eau, un peu acidulée par l'acide acétique, et ensuite 4 litres d'eau pendant deux heures environ. On

(1) ALTSCHUL. *J. Th.*, 1889, page 17.
(2) KOSSEL. *Ber.*, 27, page 2215.

filtre à chaud, on fait encore bouillir le résidu avec de l'eau, puis on laisse reposer le filtrat ainsi purifié pendant vingt-quatre heures, et ensuite, pour chaque litre de solution, on mélange trois quarts de litre d'alcool chlorhydrique (1 litre alcool + 15 centimètres cubes de HCl de densité = 1,195). Le précipité obtenu est lavé à l'alcool, puis séché à l'éther et à l'air.

Cent grammes de ce précipité sont dissous dans 1000 centimètres cubes d'eau additionnés de 100 centimètres cubes d'ammoniaque (10 p. 100); on abandonne douze heures et on précipite ensuite la solution avec $1^l,5$ d'alcool + 100 centimètres cubes de HCl concentré.

On obtient ainsi finalement une poudre amorphe, un peu soluble dans l'eau froide, et qui, par ébullition avec l'eau à 100°, se décompose en donnant naissance à de la guanine, de l'adénine, de la cytosine et de l'acide thymique.

La pepsine précipite cet acide en solution acétique. L'albumine fait de même, en donnant naissance à un corps facilement soluble dans l'acide chlorhydrique et beaucoup de solutions salines. Les combinaisons de cet acide avec les albumines sont du reste tout à fait analogues aux nucléines.

Il a été insisté aussi longuement sur cette préparation pour montrer à quel point elle est délicate, et combien il faut se défier des acides nucléiques fournis à la thérapeutique par la droguerie, que ce soit du reste celui du thymus ou ses analogues, de la levure ou des autres glandes.

L'acide thymique formé au cours de la préparation précédente est encore un acide nucléique, mais beaucoup plus simple, sa formule étant $C^{16}H^{25}Az^{3}P^{2}O^{12}$; mais s'il précipite encore par les albumines, il n'est plus susceptible de donner de cette façon des corps identiques aux nucléines.

On connaît encore l'*acide salmonucléique*, étudié par Miescher et extrait par lui du sperme de saumon. Sa formule est $C^{40}H^{54}Az^{14}P^{4}O^{27}$ et il est en tous points analogue à l'acide nucléique de la *levure*, dont la formule est :

$$C^{40}H^{59}Az^{16}P^{4}O^{26}.$$

L'acide *guanylique* $C^{22}H^{34}O^{17}P^{2}Az^{10}$, obtenu par ébullition du pancréas avec une solution alcaline, est une poudre présentant des caractères tout à fait semblables à ceux des acides précédents, elle est facilement soluble dans l'eau chaude. L'acide sulfurique la décompose avec production de guanine $AzH^{3},PO^{4}H^{3}$, d'un pentose et de glycérine.

Ses sels métalliques sont insolubles dans l'eau. Il en est de même de la plupart des sels des acides précédents.

Enfin, l'acide nucléique du sang, étudié par Kossel et Schaffer, répond vraisemblablement à la formule suivante :

$$C^{20}H^{52}Az^{9}O^{17}P^{3}.$$

Les acides nucléiques, dont nous venons de parler, sont tous d'origine animale et se rencontrent dans les tissus ou liquides de cette source. Mais il existe déjà, et il est évident que le nombre de ces produits isolés s'accroîtra d'année en année, si les recherches sont dirigées dans ce but, de très nombreux acides nucléiques dans le règne dit végétal (1).

(1) Petit. *C. R.*, t. CXXXII. — Osborne. *Zeitsch. f. phys. Chem.*, 1902.

II. — SOURCES ET LOCALISATIONS ORGANIQUES DES COMPLEXES PHOSPHORÉS.

Tous ces composés phosphorés, dont on vient de voir l'histoire chimique très résumée, existent dans les organismes, mais sont loin d'y être répartis uniformément. Il existe des tissus très privilégiés au point de vue du phosphore. L'origine de ces composés du phosphore est loin d'être aussi la même pour tous : certains organes semblent être des consommateurs des graisses fonctionnelles phosphorées, par exemple, tandis que d'autres en sont en même temps les producteurs synthétiques.

Une revue des divers organes au point de vue de leur richesse en composés phosphorés de diverses natures, et comportant leur spécification, s'impose nécessairement. Elle seule permet de tirer quelques déductions sur le rôle fonctionnel des éléments phosphorés : l'établissement d'une thérapeutique phosphorée rationnelle n'est possible qu'à ce prix. Si elle n'a pas acquis encore toute l'importance et toute la sûreté qui lui sont, à coup sûr, réservés dans l'avenir, c'est à la connaissance insuffisante, inexacte, non quantitative, on ne saurait trop insister sur ce point, des phosphates complexes au point de vue de leur dissémination dans les organes, qu'elle le doit sans doute presque uniquement.

Les phosphates et les glycéro-phosphates constituent ici les produits de dégradation des complexes phosphorés, et, à ce point de vue, s'ils sont des matériaux de combinaison, représentent aussi les formes de déchet ultime du phosphore organique. C'est sous ces formes, uniquement, que l'organisme rejette les molécules phosphorées usées, et la présence des phosphates dans l'urine ne doit pas comporter d'autre signification. L'élimination exagérée des phosphates par les voies rénale et urinaire, l'hyperphosphaturie, comporte une signification diagnostique des plus importantes, mais à laquelle on n'a pu encore donner toute sa valeur et surtout sa vraie valeur. Celle-ci ne sera pratiquement mise en relief que, non seulement après avoir déterminé très exactement les quantités de lécithines ou de phosphates complexes et aux divers états de dégradation que renferme l'organisme, mais encore lorsque l'on aura fourni des moyens pratiques d'estimation des quantités ou des insuffisances de ces molécules dans un organisme donné ou un état morbide donné.

Très insuffisantes, il faut bien le dire, sont encore les méthodes d'analyses et de recherches appropriées à cet ordre d'idées.

1. — PHOSPHATES ET GLYCÉRO-PHOSPHATES.

Les phosphates existent dans l'organisme à l'état insoluble et à l'état dissous : sous la première forme, ils constituent la substance des os, qui sont formés de 61 à 63 p. 100 de phosphate tricalcique. Les phosphates des milieux liquides, soit de circulation et de nutrition comme le sang, soit d'excrétion comme l'urine, y sont au contraire dissous à l'état de sels *acides alcalins*. Leur présence n'est pas moins importante sous l'une ou l'autre de ces deux formes, mais l'une représente un processus évolutif terminé selon toutes probabilités, tandis que dans l'autre le phosphore se trouve en plein processus d'intégration ou de désintégration. On ne connaît pas d'ailleurs la source des transformations cellulaires qui vitalisent peu à peu le phosphore minéral.

Quant aux glycéro-phosphates, leurs caractérisations sont rares; on les a signalés dans certains tissus fonctionnels, en particulier celui des capsules surrénales (1), et dans certains milieux végétaux nourriciers, tels que le lait de coco.

2. — LÉCITHINES.

1° Lécithines du système nerveux. — Les lécithines ou leurs analogues sont assez abondantes dans le système nerveux, et grâce à ce fait, les cervelles de divers animaux ou leurs extraits servent actuellement de matière première, concurremment au jaune d'œuf, pour l'extraction et la préparation des lécithines thérapeutiques et commerciales (2).

Cerveau. — Le cerveau (3) est un des organes qui renferment les plus fortes proportions de lécithines, — mais celles-ci sont très différentes en quantités lorsqu'on passe à l'examen de la substance *blanche* ou de la substance *grise*.

La substance blanche contient en effet 11 p. 100 environ de son poids, à l'état frais, d'un mélange de lécithine.

(1) Soc. de Médecine nat. de Lyon, 1902.
(2) Voy. page 17.
(3) Liebreich. *Ann.*, t. CXXXIV, page 29.

La substance grise au contraire n'en renferme que 2,50 p. 100.

Composés phosphorés de la cervelle du mouton. — Waldemar Koch (1) a opéré la séparation et l'identification chimiques à peu près complètes des dérivés organiques phosphorés complexes qu'on rencontre dans la cervelle du mouton.

Il en a successivement retiré :

1° Une petite quantité de *céphaline*, matière soluble dans l'éther, très peu soluble dans l'alcool, même bouillant, et insoluble dans l'acétone. Ce corps résineux, de couleur brune, est d'une nature très hygroscopique, il s'émulsionne avec l'eau, comme le fait la lécithine ordinaire. Sa formule est :

$$C^{42}H^{82}O^{13}AzP$$

et on doit le considérer comme une dioxystéaryl-mono-méthyl-lécithine (2).

2° Une *lécithine*, soluble dans l'alcool et l'éther, substance résineuse, qui est vraisemblablement un mélange des trois lécithines ordinaires (palmitique, stéarique et oléique) (3), puisque sa saponification donne naissance à ces trois acides que l'analyse a permis de caractériser.

3° Enfin, à côté de ces éléments phosphorés, un corps qui les accompagne souvent, mais qu'on a reconnu être exempt de phosphore : la *cérébrine*. Cette substance, bien cristallisée, fond à 192°. Elle ne diffère que par ce point de fusion de la lécithine de la cervelle humaine (point de fusion : 212°).

(1) W. Koch. *Zeitsch. f. phys. Chem.*, t. XXXVI, page 134.

(2) Thudichum et Zuelzer. *D. Chem. Const. d. gehirns d. Mensch. u. d. Thiere*, 1901, t. XXVII, page 262.

(3) Voy. page 16.

2° **Lécithines du sang** (1). — Il existe de petites quantités de lécithines dans le sang où elles sont principalement combinées, ou dissoutes dans les hématies et les leucocytes. C'est Gobley qui les a extraites pour la première fois en 1852 et Manasse (2), depuis, les a identifiées avec celles du jaune d'œuf et du cerveau.

Les quantités de lécithines ainsi extraites sont d'ailleurs minimes. D'après les analyses de Hope Seyler (3), Judet et Manasse, cette quantité, chez l'homme, varie de 1,22 à 2,59 p. 100 de la quantité des globules rouges eux-mêmes.

Ces quantités restent très sensiblement les mêmes chez le chien, l'oie et le porc. D'après des sources différentes, la quantité de lécithine existant dans les globules rouges ne dépasserait pas 0,72 à 1,86 p. 100.

Les leucocytes, quelque mal connue que soit encore leur composition chimique, semblent, à côté des proportions considérables de nucléo-albumines et de nucléines qu'ils contiennent, renfermer quelques centièmes de leur substance sèche sous forme de lécithines : 4,51 environ dans une analyse de Lilienfeld (4).

Le sérum sanguin enfin contient également de très petites quantités de lécithines qui n'ont été dosées pondéralement que dans un nombre très restreint de cas normaux. Le sang, pris dans la veine porte, renferme environ 0,24 p. 100 de lécithine. Le sang de la veine sus-hépatique en contient

(1) Hermann. *J.*, 1866, page 743.

(2) *Zeitsch. f. phys. Chem.*, t. XIV, p. 437, et *Maly's Jahresber.*, t. XX, page 111.

(3) H. Seyler. *Physiologisch. Chem. Berlin.*, 1881, page 401.

(4) Analyse des leucocytes du thymus.

0,20 p. 100. Ces quantités, remarquablement constantes dans la masse sanguine, sont susceptibles de présenter une augmentation sensible et temporaire dans le cas où il passe, dans le sang, après la digestion, des graisses alimentaires riches en lécithine.

Dans certains cas pathologiques également, cette quantité, sous diverses influences encore inconnues, peut s'exagérer.

C'est ainsi que H. Seyler (1) a extrait du sérum sanguin d'un pneumonique 0,3506 p. 100 de lécithine.

En résumé, si l'on réunit ces deux sources de lécithine dans le sang, et qu'on rapporte leur quantité à la masse totale du sang, il ne semble pas que la lécithine dépasse jamais la proportion de 1 à 2 p. 100 du sang.

3° **Lécithines de divers organes.** — ***Rate.*** — La rate étant un important organe d'élaboration et de formation des éléments figurés du sang, globules rouges ou leucocytes, il est naturel d'y rencontrer de petites quantités de lécithine, comme on l'a fait d'une manière constante. Cette lécithine peut avoir son origine, autant comme lécithine fonctionnelle de la rate, élément de synthèse des globules du sang, qu'aussi comme un élément de déchet, provenant de la désorganisation de ces mêmes globules usés, et se présentant ainsi comme une voie de désassimilation et d'évacuation pour le phosphore usé ou en excès de l'organisme. Les quantités de lécithine ainsi concentrées restent d'ailleurs toujours minimes. Malheureusement elles n'ont pas été évaluées d'une façon particulière.

(1) *Med. Chem. Unters.*, page 140.

Thymus. — Le thymus est un organe qui, principalement sur les animaux d'un certain âge, renferme une proportion considérable de graisse. Malheureusement les dosages de phosphore ont été faits sur l'organe entier et non dans la graisse seule, de sorte qu'on ne peut dire s'il existe des lécithines dans le thymus, et quelle en est la proportion. On ne peut, pour ces raisons, donner que sous d'extrêmes réserves le chiffre de 7,51 p. 100 qui a été indiqué.

Il en est de même du corps thyroïde.

Foie. — *Dans le foie*, on trouve de petites quantités de lécithine. Elles ont été évaluées à 2,2 p. 100 environ du poids de l'organe frais.

Rein. — La question de l'existence de la lécithine dans le rein est beaucoup plus complexe. D'après Liebermann, en effet, le parenchyme rénal jouit de la propriété toute spéciale et des plus curieuses, de pouvoir neutraliser des quantités relativement considérables de bases, en tendant toujours vers le rétablissement de la réaction acide du milieu. Le phosphate disodique, même fortement alcalinisé est décomposé, et après filtration d'une pareille solution sur le parenchyme rénal, on obtient un filtratum acide. Ces diverses propriétés appartiennent uniquement à une combinaison de lécithine-albumine, qui serait tout à fait analogue à celle que Hope Seyler a signalée dans le jaune d'œuf. En effet, si on digère artificiellement le tissu rénal, celui-ci laisse un résidu insoluble. Purifié convenablement, ce résidu se transforme en une masse fortement acide, qui possède, exaltées, toutes les propriétés relatées plus haut. Une solution d'urate de soude renfermant un léger excès d'alcali, filtré sur cette masse acide, donne également un filtratum à réaction franchement acide.

Les faits qui précèdent, tenant à l'existence même d'une lécithine spéciale dans le parenchyme rénal, sont du plus haut intérêt. Ils ne tendent, en effet, d'après Liebermann, à rien moins qu'à expliquer l'excrétion par les organismes humains, ou carnivores tout au moins, d'une urine acide à provenance d'un sérum alcalin, grâce à la présence de cette lécithine fonctionnelle. Celle-ci, du reste, par toutes ses propriétés et son mode d'obtention même, se rapproche singulièrement des nucléines et ce terme de passage intermédiaire montre bien les relations intimes qui existent aussi entre les divers complexes phosphorés de l'organisme.

C'est à l'absence ou, au contraire, à la présence en quantité exagérée de cette lécithine fonctionnelle dans le rein, que Liebermann propose d'attribuer, d'une part, l'alcalinité de l'urine des herbivores, et de l'autre l'origine des sables rénaux et des dépôts uratiques chez les sujets prédisposés.

Rétine. — Cahn (1) a retiré de la rétine de l'œil de bœuf 2 à 3 p. 100 de lécithine.

4° **Lécithines des graisses animales.** — Les graisses animales de réserve comportent généralement de très faibles quantités de lécithines. Les graisses des divers animaux n'ont même pas généralement été dosées à ce point de vue.

Récemment (2) Jaeckle a recherché accessoirement les quantités de lécithine ou même de phos-

(1) H., 5, 215.
(2) Jaeckle. *Zeitsch. f. phys. Chem.*, 1902, page 53.

phore organique que l'on pouvait rencontrer dans la graisse humaine : celle-ci en contiendrait de très minimes quantités seulement. D'après cet auteur, la graisse du tissu cellulaire sous-cutané renferme aussi 0,084 p. 100 de lécithine. La graisse pathologique est encore plus pauvre; celle du lipome n'en renferme pas plus de 0,15 p. 100.

La graisse de la moelle osseuse, dont celle-ci est si riche (48 à 50 p. 100 de la quantité totale), lorsque l'organisme n'est pas en état de surmenage ou de déchéance, ne contient également, fait curieux, que des quantités très minimes de lécithine : la teneur est inférieure en effet à 0,5 p. 100 (1). Ce fait semble cependant plausible lorsque l'on considère que la moelle et ses cellules sont des organes éminemment hématopoiétiques et qui jouent de ce chef un grand rôle dans la genèse et la mise en circulation des leucocytes dans l'organisme. Or ceux-ci ne contiennent que de petites quantités de lécithines et sont très riches, au contraire, en combinaisons nucléiques où le phosphore se trouve engagé dans des complexes organiques plus délicats encore que ceux des lécithines. Il est donc permis de penser que le phosphore est déjà contenu exclusivement dans la moelle à l'état de combinaison nucléinique.

Chyle. — Le sang, aboutissant naturel du chyle, contenant des lécithines, et les matériaux alimentaires, éléments formateurs de ce même liquide, contenant aussi des lécithines, on peut, *a priori*, affirmer l'existence de lécithines dans le liquide circulant des chylifères. Cette quantité, reconnue notablement plus forte que dans le sang lui-même, a

(1) Expériences personnelles inédites.

été trouvée dans une recherche, portant sur un cas normal, de 0,83 p. 100.

5° **Lécithines des urines.** — La lécithine n'existe pas dans les urines qui ne contiennent pas de graisses à l'état normal. Mais il y a des cas, assez rares, où ces dernières deviennent plus ou moins riches en éléments gras. C'est le cas des urines *graisseuses* proprement dites, ou *chyluriques*. Or, pour ces dernières, on a signalé dans l'extrait graisseux la présence de lécithine. Ces faits ne semblent pas avoir été minutieusement observés, et la lécithine n'y a pas été dosée quantitativement, seule manière irréfutable de démontrer sa présence : celle-ci n'a été affirmée que sur l'existence de la croix de polarisation microscopique dans les extraits prétendus lécithinés. Or, beaucoup d'autres substances donnent aussi cette croix de polarisation, et il est fort aléatoire de baser une affirmation sur un caractère aussi fragile. La présence de la lécithine, dans ces cas de chylurie ou de lipurie, est d'autant moins probable que ceux-ci peuvent être considérés comme d'origine alimentaire, la lésion se trouvant d'ailleurs à une hauteur quelconque dans la voie éliminatoire. La présence confirmée de la lécithine ne pourrait impliquer, comme diagnostic, que celui d'un processus de désorganisation, de fonte véritable des annexes du rein, les capsules surrénales qui sont des organes particulièrement riches en lécithines.

6° **Lécithines des liquides génésiques et des œufs.** — Nous rappellerons seulement ici, ayant indiqué plus haut les procédés d'extraction et de préparation des lécithines à partir des œufs, que ces derniers les renferment très généralement, quelle que soit l'espèce, dans une proportion assez considérable : le jaune de l'œuf de poule en contient 6,80 à 7 p. 100. Les laitances des divers poissons sont aussi très riches en lécithines. Celles du saumon n'en renfermeraient pas moins de 7,50 p. 100; les œufs d'esturgeon en sont aussi exceptionnellement riches, d'où il s'ensuit qu'une excellente source de lécithines dans l'alimentation est le *caviar*.

7° **Lécithines du lait.** — Depuis longtemps (1), on a signalé l'existence, dans les laits, d'un élément phosphoré gras qu'on a identifié aux lécithines. Leur teneur avait été évaluée, par certains auteurs, à 0,10 p. 100 environ du poids du lait. Mais Schmidt et Muller avaient indiqué que cette proportion ne dépassait pas 0,004 p. 100. Tout récemment, Bordas et Rackzowski (2) ont repris l'étude de la question, et ont fait connaître les intéressants résultats suivants : l'écrémage du lait, pratiqué couramment pour faire le beurre, par centrifugation, enlève, lorsque cet écrémage est presque total (98 p. 100), environ 69 p. 100 de la quantité des lécithines du lait. L'écrémage se pratiquant couramment à 30 et 40 p. 100, le lait est privé *ipso facto* de 20 à 30 p. 100 de sa quantité normale de lécithine. Dans le beurre, la proportion totale serait de 0,15 à 0,17 p. 100; mais dans des beurres centrifugés, la quantité, d'après le travail précédent, doit s'élever notablement.

8° **Lécithines fonctionnelles.** — ***Lécithines des surrénales.*** — MM. Bernard, Bigard et H. Labbé (3) ont caractérisé, dans les surrénales d'un certain nombre d'animaux et de l'homme, une très forte quantité de lécithines qui paraissent y jouer le rôle d'une graisse fonctionnelle : c'est la partie corticale qui contient la presque totalité des lécithines. Le noyau n'en a que des traces. Leur teneur normale

(1) BOUCHARDAT, QUÉVENNE, TOLMATSCHOW. *H. Medic. Chem. Unters.*, 2, 272.
(2) *C. R.*, tome CXXXIV, page 1592.
(3) *Presse médicale*, 1903, page 119.

atteint, pour le cheval, 6,77 p. 100 du poids de l'organe frais. Les chiffres sont très analogues pour le bœuf et le lapin. La difficulté d'expérimentation ne permet pas de donner encore des chiffres précis pour l'homme, mais il semble en tout cas que, sous l'influence de processus morbides étudiés encore à l'heure actuelle, le taux de ces lécithines s'abaisse considérablement dans l'organisme et tend à s'annuler. Il ne paraît donc pas douteux que ces lécithines possèdent un rôle fonctionnel encore mal déterminé.

9° **Lécithines végétales.** — La fréquence des lécithines est aussi grande dans les organismes végétaux. Elles sont une partie constituante normale des éléments chimiques des tissus ou des liquides des plantes, et souvent même les quantités de lécithines rencontrées dans le règne dit végétal sont proportionnellement plus fortes que dans la série animale.

Cette forme de la molécule phosphatée est si générale et d'une telle importance pour les constituants des végétaux, qu'on tend actuellement à donner le squelette interne d'une lécithine à cette matière chimique de première importance pour le développement et l'entretien de la plante que l'on nomme la chlorophylle. Stoklasa a isolé, en effet, il y a quelques années, une chlorophylle à l'état de pureté qui contenait du phosphore, de sorte que l'ancienne hypothèse qu'avait émise Hope Seyler, en assimilant la chlorophylle à une lécithine, reprend toute sa vraisemblance : on a été ainsi jusqu'à indiquer le schéma probable de cette lécithine, qui serait le suivant :

$$\begin{array}{l} CH^2 - CH - CH^2 - O - PO \begin{array}{l} \diagup OH \\ \diagdown OC^2H^4 - Az \begin{array}{l} \diagup (CH^3)^3 \\ \diagdown OH \end{array} \end{array} \\ \;| \qquad\quad | \\ O - X - O \end{array}$$

X représentant le principe colorant qui vient ici se

substituer aux groupements gras d'une lécithine ordinaire.

L'intérêt de cette conception réside surtout, à notre point de vue de déduction physiologique, dans ce rapprochement que la chimie permet ainsi de faire entre deux corps qui ont des allures et des moyens ou tendances fonctionnels très analogues. On a souvent assimilé la chlorophylle à un ferment, puisque c'est un corps dont une quantité déterminée permet, sans se dégrader, l'accomplissement indéfini d'une fonction chimique essentielle à la vie de la plante. On a cherché, dans ces dernières années, à comparer aussi l'action physiologique, d'où thérapeutique par imitation, des molécules phosphorées complexes, sous la forme de lécithines ou d'acides nucléiques. Ces idées devant être reprises, développées et discutées dans le chapitre de thérapeutique générale que l'on trouvera plus loin, il était bon d'en montrer dès maintenant ici le fondement positif et expérimental.

Hope-Seyler et Kraetzchmar (de Gœttingen) sont les premiers qui aient eu l'idée de rechercher la lécithine dans les végétaux ou même dans leurs graines.

E. Schultze et E. Steiger ont, à ce sujet, donné dans leur mémoire des chiffres intéressants que nous reproduisons ci-dessous :

Céréales.	Phosphore p. 100 dans les produits éthérés et alcooliques.	Lécithine p. 100.
Froment	0,025	0,52
Seigle	0,022	0,57
Avoine	0,028	0,74

Dans un travail récent, Schultze a recherché la

teneur en lécithine des graines de plantes et des huiles comestibles. Il a fait porter ses recherches sur le lupin (bleu et jaune), le lin, le blé, l'avoine, l'orge, le maïs, le blé noir, etc... Il est arrivé ainsi à un résultat positif dans tous les cas. Mais la plus haute teneur, d'après ses chiffres, se trouve dans les graines des légumineuses, et la moins élevée au contraire dans les graines des graminées et des huiles végétales.

Cette forte teneur en lécithines des graines de légumineuses justifie la remarque de Schultze et Liekernik, que la teneur en phosphore est parallèle à celle de l'azote dans les graines. Or, ces parties des légumineuses sont beaucoup plus riches en azote que celles des graminées, des céréales ou des oléagineuses. La teneur en lécithines des graines de céréales ne peut jamais dépasser, d'après Schultze, 0,43 à 0,47 p. 100.

Pour les haricots et les lentilles, au contraire, cette teneur n'est pas inférieure à 1 p. 100, et pour le lupin elle monte jusqu'à 2 p. 100.

Les graines de conifères contiennent aussi relativement peu de lécithines.

Dans les huiles alimentaires elles-mêmes, la teneur est encore plus faible qu'on ne pouvait s'y attendre, d'après la teneur des graines dont elles proviennent. Ce résultat ne peut s'expliquer qu'en supposant que le mode de préparation par pressage retient la majeure partie de la lécithine dans le tourteau.

D'après Schlagdenhauffen et E. Helkel (1), les résultats obtenus pour les huiles comestibles seraient même complètement négatifs dans le cas des huiles

(1) *C. R.*, CIII, 388.

d'olive, de ricin, de sésame, lin, œillette, coton et laurier.

Leur méthode de recherche, qui consistait à traiter l'huile ou la graisse par le nitrate de potassium, à reprendre le produit par l'eau avec addition d'un excès de AzO^3H, à évaporer à siccité, à chauffer à 140° et à traiter la solution aqueuse par le réactif molybdique ou le sel d'urane, pour doser l'acide phosphorique, était défectueuse; on a vu plus haut, en effet, à l'histoire des lécithines, qu'il était nécessaire, pour ne pas laisser échapper des traces de phosphore organique, de détruire la matière organique en présence d'un excès d'alcali caustique (KOH ou NaOH).

Dans un grand nombre d'autres huiles, au contraire, le résultat a été positif et ils ont pu doser la quantité de lécithine qui y était contenue :

	P^2O^5 p. 100.
Huile de Jéquirity (abius precatorius, L.)....	0,050
— d'arachides	0,0050
— de Fedegosa	0,2350
— de Fenugrec	0,2660
— de moutarde noire	0,040
— — blanche	0,030
Corps gras de feuilles d'Érythroxylum hypericifolium	0,010
— de racines de Phrynium Beaumetzi.	0,10
— de feuilles de globularia alypum...	0,005

Décoctions de céréales. — De ces déterminations de lécithines dans les graines des céréales ou de légumineuses, est née l'idée de les extraire par une méthode simple, qui permet de les mettre, concentrées et débarrassées de tout adjuvant inutile, à la portée et à la disposition du thérapeute, pour en utiliser les précieuses propriétés dans les diverses associations alimentaires.

Le Dr Maurice Springer (1) a préconisé, en France, l'usage de la décoction des céréales, et a déterminé les quantités de lécithines ou tout au moins d'éléments phosphorés, que l'on pouvait solubiliser d'une pareille manière.

La décoction de céréales était un liquide d'une composition connue depuis assez longtemps déjà. Mais on y dosait brutalement les phosphates et on n'avait pas eu l'idée de rechercher sous quelle forme organique, plus ou moins complexe, ces sels pouvaient entrer dans sa composition.

L'eau de son n'est autre chose qu'une décoction de céréales. L'analyse comparative de deux eaux de son m'a donné les résultats suivants :

Par 1 000cc.	Eau obt. p. pression à froid.	Décoction à chaud.
Extrait sec	37,73	41,22
Cendres	3,340	2,812
Anhydride phosphorique des cendres	1,3120	1,1960

Ces analyses sont conformes aux chiffres déjà indiqués par d'autres expérimentateurs, en tenant compte de la quantité de matières épuisées par litre de solution.

Springer réalise une décoction provenant de l'association de plusieurs céréales : le blé, l'orge, l'avoine, le seigle, le maïs, le son. Il indique les proportions suivantes pour sa préparation, destinée à l'usage thérapeutique comme aliment de croissance : 2 cuillerées à soupe de chaque céréale, le tout dans 3 litres d'eau. Faire bouillir trois heures, de manière

(1) L'énergie de croissance et les lécithines dans les décoctions de céréales, Paris, 1902.

à ramener à un litre : laisser refroidir. Passer au tamis fin.

Valeur des décoctions de céréales. — D'après ce que l'on sait de l'instabilité des lécithines et des composés phosphorés organiques analogues, on ne peut pas supposer que, dans la décoction de céréales, la lécithine soit sous forme non décomposée. En réalité, on ne peut, dans une semblable solution, soumise à l'influence d'une ébullition prolongée, que rencontrer les produits d'*hydrolyse*, c'est-à-dire de saponification des lécithines. C'est ainsi qu'on y trouvera des acides gras, de l'acide glycéro-phosphorique partiellement scindé lui-même en glycérine et acide phosphorique, de la choline, etc. C'est ce qui résulte d'un intéressant travail de G. Bertrand (1), qui, analysant une décoction faite d'un grand nombre de céréales : blé (Japhet), maïs jaune gris, seigle (d'hiver), orge (carré d'hiver), avoine (noire) et son, a trouvé que le phosphore total représentait toujours au moins le double du phosphore minéral solubilisé; or, ce phosphore en excès ne peut provenir que du phosphore organique appartenant aux produits d'hydrolyse plus ou moins avancée des lécithines des graines. En s'appuyant sur certaines considérations, dans le détail desquelles nous ne pouvons entrer ici, G. Bertrand conclut aussi à l'existence dans la décoction de composés organiques phosphorés différents des lécithines ou de leurs produits de démembrement.

Quoi qu'il en soit, et quelques découvertes chimiques que l'avenir nous réserve à ce sujet, nous devons, pour le moment, conclure, au point de vue théra-

(1) Springer. Énergie de croissance, etc., page 50 et suiv.

peutique, que les décoctions de céréales sont des moyens d'absorber à peu de frais des phosphates, associés à une certaine quantité de glycéro-phosphates. La liqueur, faite à froid, par pression des sons de blé dont l'analyse globale a été donnée plus haut, semblerait devoir être exceptée et contenir des lécithines non décomposées puisqu'elle n'a pas subi l'action de la chaleur. Mais les lécithines étant des graisses rigoureusement insolubles dans l'eau, il n'est pas non plus possible d'admettre qu'il en existe dans la liqueur limpide, et, là encore, la présence du phosphore organique, non précipitable par simple addition de mixture magnésienne, doit probablement être attribuée à l'existence de composés organiques inconnus, mais différents des lécithines.

3. — NUCLÉINES ET ACIDES NUCLÉIQUES.

Les nucléo-albumines et leurs divers dérivés sont aussi fort nombreux dans les organes, et leur quantité est généralement plus forte que celle des lécithines. C'est ainsi qu'on en trouve dans le muscle lui-même, mais les quantités n'en sont pas rigoureusement déterminées, car il n'existe pas pour ces produits de bons procédés d'extraction et de dosage. Les organes à fonctions spécialisées en sont tout particulièrement riches. Le thymus, le corps thyroïde, le rein, le foie, la rate, etc., contiennent leurs nucléines et acides nucléiques spéciaux. Les hématies, les leucocytes sont constitués, pour la plus grande part, par des nucléines. La sérum-albumine même, d'après Pœhl, contiendrait une nucléine. On en retrouve enfin, en petites quantités, dans les liquides de l'élimination urinaire.

III. — SOURCES ET PRÉPARATIONS COMMERCIALES DE LÉCITHINES ET D'ACIDES NUCLÉIQUES.

Les lécithines sont des plus répandues dans la nature, mais cette dissémination même fait qu'elles sont presque partout en fort petite quantité. En réalité, fort peu nombreuses sont leurs sources pouvant devenir réellement pratiques ou industrielles. Seuls, les œufs et les cervelles, et, comme cela a été montré tout récemment, les capsules surrénales (1), en contiennent des quantités variant entre 6 et 12 p. 100. Ce sont les deux premiers de ces organes, et surtout l'œuf, dont, en résumé, l'industrie extrait les lécithines commerciales à usage thérapeutique. Nous décrirons succinctement les modes de préparation généralement adoptés.

Lécithines du cerveau. — Le cerveau, débarrassé du sang et de toute impureté, puis finement broyé, est épuisé par l'éther. La portion indissoute est ensuite traitée par l'alcool absolu à 40° ; l'extrait obtenu est refroidi à 0°. Le précipité, formé de lécithine et de cérébrine, est lavé avec un peu d'alcool absolu froid. La lécithine est séparée par dissolution dans l'éther. Cet extrait éthéré est concentré, le résidu séché à 40°, dissous dans un peu d'alcool et

(1) Bernard, Bigart et Labbé. *C. R. Soc. biol.*, 1902, et in *Presse médicale*, *loc. cit.*

refroidi à — 7° ou — 10° C., jusqu'à précipitation de la lécithine distéarique, tandis que la dioléique reste dissoute (Diakonow).

Préparation de la lécithine et autres substances myéliques à partir des extraits de cervelle et d'œufs. — Suivant G. Tuelzer (1), l'extrait éthéré de cervelle obtenu par digestion prolongée est mélangé avec un excès d'acétone. Les graisses phosphorées se précipitent, débarrassées de cholestérine. Celle-ci reste dans la solution. Le précipité est lavé à l'acétone, puis repris par l'éther : dans ces conditions, une partie reste insoluble dans ce dernier solvant; elle est constituée par du protagon. L'alcool précipite enfin, de la solution éthérée, une substance qui, sèche, ne se redissout plus dans l'éther. Sa teneur moyenne en phosphore est de 2,6 p. 100, et en azote de 3,8.

Lécithines du jaune d'œuf. — Les extraits de jaune d'œuf se font industriellement comme pour l'obtention de la lécithine pure de laboratoire; c'est-à-dire que le jaune, préalablement traité par l'éther, est épuisé à l'alcool à 90-95°, à la température de 50 à 66° C. Pour avoir un produit suffisamment riche en lécithine, on doit, de nouveau, épuiser à l'éther le résidu alcoolique, puis redissoudre celui-ci dans l'alcool absolu à chaud et précipiter par ce produit. En réalité, l'industrie considère, la majeure partie du temps, le résidu alcoolique primitif comme étant de la lécithine.

Altmann (2) a indiqué un procédé d'obtention qui semble préférable, et qui consiste à faire un extrait

(1) *Zeitsch. f. Phys. Chem.*, 27, 255.
(2) *Ber.*, 33, page 2584.

éthéré de jaune d'œuf et à précipiter celui-ci par l'acétone. La lécithine insoluble se précipite.

Bergall(1), en modifiant ce procédé d'Altmann, a formulé un mode de préparation des lécithines de l'œuf susceptible de fournir des rendements industriels en produits purs. Ce procédé consiste, en résumé, à passer, pour l'isolement et la purification, par l'intermédiaire du sel de cadmium qu'on saponifie ultérieurement par le carbonate ammonique. On obtient 5 p. 100 en moyenne du poids de jaune d'œuf mis en œuvre, sous forme de lécithine pure, c'est-à-dire titrant 8,4 à 8,8 de P^2O^5 et 1,80 à 1,70 d'azote.

Caractères chimiques de pureté des lécithines commerciales. — On peut apprécier la pureté d'une lécithine, en se servant des caractères décrits plus haut :

1° *Teneur en phosphore.* — Lorsqu'il s'agit de produits uniquement vendus comme lécithines d'œuf, la teneur en phosphore ne doit pas être inférieure à 3,7 p. 100 et ne pas dépasser 4,1 p. 100, tout produit dépassant la limite inférieure est mal purifié et contient des graisses étrangères ou des matières albuminoïdes, tout produit dépassant la limite supérieure est artificiellement enrichi par addition de phosphates ou produits analogues.

La plupart des produits commerciaux non fraudés ne dépassent pas 2,9 à 3,2 p. 100, comme teneur en phosphore (2).

2° *Teneur en azote.* — Elle oscille entre 1,60 et 1,80 pour un produit considéré comme pur. La plupart des lécithines commerciales ne dépassent guère

(1) *Ber.*, 33, page 2584.

(2) Consulter l'intéressant tableau contenu dans l'étude l'ovo-lécithine de F. Billon, page 67.

1,3 à 1,4. Mais il est indispensable de joindre à la détermination de l'azote celle de son rapport au phosphore de la même molécule. Ce rapport pour la lécithine de l'*œuf* doit être très sensiblement égal à 2,2. Sa constance indique qu'il n'y a pas fraude. L'excès de matière albuminoïde fait en effet descendre la valeur du rapport bien au-dessous de la normale; l'addition de phosphates le fait monter, au contraire. La fraude ou l'impureté sont ainsi aisément décelées.

3° *Composés cadmiques et platiniques.* — Les composés d'addition que la lécithine fournit avec les chlorures de platine et de cadmium ont ce caractère très curieux d'être aisément solubles dans l'éther; il suffit de former ce dérivé dans chaque cas et de constater sa solubilité.

4° *Solution claire avec l'alcool.* — Enfin les lécithines doivent former avec l'*alcool* et l'*éther* une solution parfaitement claire. Tout corps étranger, phosphates ou matières protéiques, reste insoluble, tombe au fond et peut être recueilli sur un filtre et taré.

5° *Réaction des cristaux de Florence.* — Les lécithines décomposées peuvent contenir un mélange de glycéro-phosphates et de choline : cette dernière peut être décelée par la réaction dite *des cristaux de Florence:* on verse sur le liquide suspect (le mélange solide étant préalablement broyé et mélangé à l'eau) une goutte de réactif iodo-ioduré ainsi préparé :

Iode........................	6 grammes.
Iodure de potassium.........	8 —
Eau........................	150 cent. cubes.

On étale sur une lamelle et on aperçoit, dans le cas positif, de nombreux cristaux brunâtres d'iodocholine (cristaux de Florence). Il est beaucoup plus sûr, mais d'une pratique plus délicate, de procéder par saponification au moyen de l'hydrate de baryum ou des ferments et de caractériser la choline par formation de son chloroplatinate cristallisé.

6° *Recherche d'une base dangereuse.* — Certaines lécithines organiques sont des acides glycéro-phosphoriques, unis non à la choline, base inoffensive, mais à la neurine, poison violent. La diagnose différentielle peut s'effectuer simplement, en injectant 0gr,05 de la base libérée comme ci-dessus, à un cobaye. Cette injection doit se montrer tout à fait inoffensive.

Sources pratiques des nucléines et acides nucléiques. — Les nucléines sont fréquentes dans la nature. Il en existe dans tous les œufs, et dans tous les produits de réserve devant servir à la nourriture, à l'incubation, ou au développement et à l'accroissement d'un germe vivant, ou à naître.

On en rencontre chez *les végétaux*, dans tous les germes de ceux-ci, et principalement des céréales : le germe de blé en contient des quantités importantes. Sa consommation a été préconisée dans ce but.

Chez *les animaux*, les nucléines se rencontrent également dans les œufs et les germes. Ce sont ces sources qui ont été jusqu'à présent les plus étudiées, et nous décrirons les modes de préparation à partir des levures, du jaune d'œuf, du sperme et des têtes de spermatozoïdes des diverses espèces animales. Les semences de saumon et surtout leurs spermatozoïdes contiennent une nucléine combinée à la protamine (1).

(1) Miescher. *Loco citato.*

Il en est ainsi, du reste, pour tous les poissons. Une autre source, des plus intéressantes, pour les conséquences théoriques qu'on en peut faire découler est constituée par les diverses sortes de pus (1). Le pus étant une formation qui contient toujours de nombreux globules blancs du sang, les nucléines proviennent de ces éléments ; on les trouve, en effet, comme partie constituante du noyau des cellules du pus, et ceci vient prouver encore indirectement que le phosphore, sous cette forme organique spéciale, est un constituant normal des leucocytes.

On en a trouvé, du reste, d'une manière directe dans les corpuscules sanguins et, en particulier, ceux d'oiseaux et de serpents (2).

Pöhl a signalé une nucléine dans les albumines du sérum ; il en existe aussi dans le cerveau humain (3). Liées à l'albumine dans les cellules vitales, elles constituent les nucléo-albumines.

Les cellules de levure, les moisissures et champignons en contiennent des quantités importantes. Une nucléo-albumine très répandue, la caséine du lait, donne comme résidu insoluble une nucléine après une attaque pepsique prolongée (4).

Extraction des nucléines. — ***Nucléine du sperme*** (5). — Vingt-cinq grammes de sperme sont épuisés d'abord à l'alcool chaud, puis complètement par HCl à 1 p. 100, c'est-à-dire jusqu'à ce que l'extrait ne se trouble plus par l'addition de carbonates

(1) MIESCHER. *J. Th.*, 1871, page 14.
(2) PLOSZ. *Journ. Th.*, 1871, page 14.
(3) JACKSCH. *J. Th.*, 1876, page 215.
(4) LIUBAWIN. *J. Th.*, 1871, page 14.
(5) MIESCHER. *Jahr. üb. thier. Chem.*, 1873, page 344.

alcalins. On ne doit pas laisser la masse en contact avec de l'eau ordinaire pour éviter qu'elle ne se gonfle et ne se mette en grumeaux.

Le résidu insoluble est finement broyé, puis mis encore en contact avec une solution acide très étendue (HCl à 0,5 p. 100). On l'introduit ensuite dans une solution contenant un grand excès de carbonate sodique. On évite de chauffer, et, après quelques minutes, on filtre à travers un papier rapide et l'on fait tomber la liqueur claire, incolore ou légèrement colorée en jaune, dans un excès d'acide chlorhydrique additionné de la moitié de son volume d'alcool. Le précipité, tout à fait incolore, ainsi obtenu, présente un aspect floconneux, qui n'existerait pas en l'absence de l'alcool. L'addition de sel marin accélère et facilite aussi la précipitation. La substance recueillie est tout à fait exempte d'albumine. Le filtrat ne donne, en effet, avec la soude et le sulfate de cuivre, aucune coloration violette (réaction du Biuret), et la poudre précipitée ne se colore pas par le réactif de Millon. Le sperme contient cet acide nucléique dans des proportions mal déterminées, mais importantes.

Nucléine du jaune d'œuf. — On épuise le jaune d'œuf à l'éther, puis à l'alcool bouillant, on le traite ensuite par une solution d'acide chlorhydrique froid étendu à $\frac{8}{1\,000}$ jusqu'à ce que la liqueur filtrée ne précipite plus par le ferrocyanure de potassium acétique. On enlève ainsi la vitelline.

Le résidu est ensuite broyé et délayé dans de l'acide chlorhydrique dilué au $\frac{4}{1\,000}$. On lave par lévigation. On traite enfin par de la soude faible en très léger excès et à froid. On jette sur un filtre et on précipite la liqueur, au fur et à mesure de son passage à l'état clair, en ajoutant dans le vase où on la recueille un volume égal d'alcool additionné d'un peu de HCl. On laisse alors un certain temps la nucléine au contact de l'alcool fort, pour la rendre insoluble.

Nucléine de la levure. — On délaye de la levure de bière dans l'eau et on la lave plusieurs fois par décantation. On introduit cette boue de levure dans de l'acide chlorhydrique dilué à $\frac{4}{1\,000}$ et, après quelques instants, on ajoute un petit excès de soude. On filtre aussitôt sur de bon papier rapide, en faisant couler le liquide dans l'acide chlorhydrique étendu. On jette sur un filtre, lave à l'eau et l'alcool bouillant, et enfin on sèche dans le vide.

Nucléine de la caséine. — La matière première est laissée en contact avec une solution de pepsine acidulée par l'acide chlorhydrique faible. On dissout la partie résiduelle, insoluble dans le suc digestif, dans une solution de soude à 1 p. 100. On précipite cette solution par l'acide chlorhydrique et la matière est lavée, d'abord à l'eau pure, puis à l'alcool (Liubawin).

Acides nucléiques des laitances de poissons (harengs). — Miescher (1) débarrassait la laitance de harengs des parties rouges qu'elle renferme, la divisait finement, la broyait au mortier, et additionnait de cinq à six fois son poids d'eau distillée. Le tout est ensuite agité et centrifugé deux fois de suite.

(1) *Arch. f. exp. path. Med. phys.*

Les spermatozoïdes tombent au fond du vase et il surnage un liquide louche. Ces éléments sont à plusieurs reprises centrifugés avec une vingtaine de fois leur volume d'eau, jusqu'à ce que le liquide surnageant soit clair et ne précipite plus par le ferrocyanure de potassium. Les queues, dans ces conditions, passent dans le liquide, et les têtes, formées d'acides nucléiques combinés aux protamines, tombent au fond du vase.

On les lave à l'éther et à l'alcool et les agite à basse température avec de l'eau chlorhydrique à 0,5 p. 100 qui dissout les protamines. Les acides nucléiques sont ensuite purifiés par dissolution dans une solution alcaline faible à froid, on filtre et précipite par l'acide chlorhydrique et l'alcool. En répétant deux ou trois fois cette opération, on obtient finalement l'acide nucléique pur $C^{40}H^{54}Az^{14}O^{22}P^{4}$.

IV. — APPLICATIONS PHYSIOLOGIQUES ET THÉRAPEUTIQUES DES LÉCITHINES.

Les lécithines, connues depuis longtemps comme produits de laboratoire, n'avaient donné lieu, jusqu'à ces dernières années, à aucun essai d'application pratique.

Avec le grand et fécond mouvement d'orientation vers la thérapeutique biochimique, en connexion avec le triomphe définitif des compréhensives théories humorales en médecine pure et philosophique, la logique ne pouvait laisser passer inaperçues et dédaignées plus longtemps ces combinaisons si complexes et si labiles, presque susceptibles peut-être, de jouer, vis-à-vis du phosphore, de son assimilation et de celle d'autres matières encore le rôle de ferments physiologiques ou d'agents catalytiques.

1. — PROPRIÉTÉS PHYSIOLOGIQUES DES LÉCITHINES.

Si la lécithine est un intermédiaire obligé et nécessaire dans l'assimilation et, plus généralement, le transformisme des composés phosphorés à l'intérieur des organismes, on est en droit de penser qu'elle produira des résultats exceptionnels dans l'évolution de tous les phénomènes de croissance.

Si la formation physiologique de tout jeune animal, ou de tout enfant, est plus ou moins lente à se faire, il s'ensuit qu'il est tout naturel de penser que les lécithines apportées en léger excès, là où, selon toutes probabilités, elles pourraient faire plus ou moins défaut, vont faciliter cette croissance, et ramener au niveau normal tous les processus retardataires. Dans le même esprit de logique, ingérées en grand excès, elles doivent, si elles sont réellement très actives, produire plus ou moins de relatives monstruosités.

L'expérience a confirmé, en général, ces prévisions théoriques ; mais, si elle ne l'a pas fait dans les limites où on était en droit de le penser, il serait injuste, en l'état actuel des choses, d'en faire retomber entièrement la faute sur les lécithines elles-mêmes.

Les lécithines sont des complexes physiologiques extraordinairement instables et leur activité, au même titre que celle des ferments isolés, ne saurait être comparable en rien à l'activité d'une lécithine produite en milieu physiologique, par des processus du même ordre, et agissant dans le milieu même de sa naissance. L'expérimentation a montré, au reste, que, chaque fois que la lécithine en essai avait été préparée par les mains d'un chimiste autorisé, elle donnait aussitôt des résultats bien plus probants (1).

Influence sur la croissance. — Le premier (2), en 1895, le physiologiste russe Danilewsky fit des recherches sur l'influence de la lécithine sur la croissance et la multiplication des organismes. Partant de l'idée ébauchée dans les lignes précédentes, et considérant que, parmi les matières nées dans la cellule et évoluant en elle, grâce à des processus tout spéciaux, la lécithine devait être une des plus impor-

(1) Voy. page 58 les travaux de A. Desgrez, en collaboration avec des physiologistes.

(2) *C. R.*, t. CXXI, page 1167.

tantes, il essaya son action sur le développement d'organismes tels que des œufs et des larves de grenouilles. Une quantité de lécithine, inférieure à $\frac{1}{15\,000}$ du poids total du milieu de développement, a produit en vingt-cinq jours une augmentation de la longueur du corps qui atteignait 67 à 81 p. 100. Le poids avait bénéficié aussi d'une importante plus-value sur celui des têtards de contrôle. Dans le règne végétal, Danilewsky a obtenu des résultats analogues : la racine de cresson s'allonge, dans les mêmes conditions, de 50 à 100 p. 100 et plus encore en comparaison avec une plante de contrôle ; elle est aussi plus riche en poils que la racine ordinaire.

Ces résultats des plus intéressants, et qui pourraient faire penser, vu la faiblesse de la dose, à une spécificité bioplastique de la lécithine, se modifient sensiblement dans un sens moins favorable, sans cependant s'annihiler, si l'on passe aux essais sur les animaux à sang chaud (1). Cinq séries de poussins et de chiens jeunes reçurent, en injections sous-cutanées ou dans la cavité du ventre, ou en ingestion par la bouche, de la lécithine pure et neutre, émulsionnée avec une solution à 0,6-0,7 p. 100 de NaCl (0,005 à 0,01 en trois à cinq jours pour les poussins et 0,02 à 0,05 pour les jeunes chiens). L'influence favorable sur la croissance des poussins est nulle, ou très peu marquée. Elle est un peu plus forte sur les chiens. Les expériences de Desgrez et A. Zaky (2), sur une série de cobayes, aboutissant, entre autres résultats, à un accroissement marqué du poids des

(1) Danilewski. *C. R.*, t. CXXIII, page 155.
(2) *C. R. Soc. biol.*, t. LII, page 795.

animaux; celles de Gilbert et Fournier, qui, agissant par injection de lécithine en solution huileuse, concluent également qu'elle favorise la croissance et le développement des jeunes animaux, des jeunes chiens, en particulier (1), montrent cependant que si, dans bien des cas, les accroissements sont peu marqués et peu nets, ils s'exercent cependant tous assez bien dans un sens unique. Les expériences de C. Serono (2), quoique peu concluantes, tendent aussi vers le même but. Dans les autres séries d'expériences sur des animaux, cherchant non plus à mettre en évidence l'action exclusivement favorisante de la croissance, mais les actions physiologiques des lécithines, on remarque aussi une augmentation du poids primitif, constante et souvent assez marquée.

Il importe de mentionner aussi les expériences de Wildiers qui sont nettement contradictoires et refusent à la lécithine toute influence utile sur le développement. Ces résultats auraient eu besoin de confirmation. En apportant toutes les réserves possibles sur la marche des expériences, la difficulté de leur contrôle (coefficients personnels ou héréditaires d'animaux provenant d'une même portée et qui, normalement, avec une nourriture identique, acquièrent cependant des poids discordants), sur la longueur des essais, etc., on peut finalement admettre, avec Danilewsky, que l'ingestion de lécithine dans l'organisme des animaux à sang chaud donne une sensible augmentation de poids dans la période de croissance. Il y a accélération de la croissance, qui semble résulter d'une accélération des processus bio-

(1) *C. R. Soc. biol.*, t. LIII, page 145.
(2) *Arch. ital. de biol.*, t. XXVII, page 349.

plastiques morphogènes. Carrière (1), en expérimentant sur des enfants, a constaté que la taille augmentait davantage chez les enfants lécithinés que chez ceux non soumis à ce régime. L'augmentation normale étant de 0,04 en moyenne sur les sujets en expérience, on a trouvé chez les lécithinés une augmentation variant entre 0,07 et 0,09, soit en moyenne 0,08 pour le même laps de temps.

Action sur les échanges nutritifs. — Les influences diverses que peut avoir la lécithine de l'œuf sur les processus généraux de la biochimie nutritive ont été bien étudiées par Desgrez et A. Zaky (2). Gilbert et Fournier ont également confirmé leurs résultats. Enfin G. Carrière a trouvé des résultats analogues, en expérimentant sur l'organisme humain.

Influence sur le poids. — Dans les diverses séries d'expériences de Desgrez et A. Zaky, l'*augmentation notable des poids des animaux est restée un phénomène constant.* Les augmentations les plus fortes correspondent à une absorption de la lécithine par la voie buccale. Sur une période de quarante-trois jours, en effet, l'accroissement de poids (de cobayes) ayant été de 43 p. 100 pour les témoins, s'est élevé à 60 p. 100 pour des animaux injectés et à 75 p. 100 pour des animaux recevant la lécithine par voie stomacale.

Dans une autre série, l'accroissement a été de 52 p. 100 pour le témoin et 109 p. 100 pour l'animal injecté, et, au bout de cinq mois, l'avance conservée par ce dernier était encore de 80 grammes pour un

(1) *C. R.*, CXXXIII, page 314.
(2) *C. R. Soc. biol.*, t. LII, page 794, et *C. R.*, CXXXII, page 1512.

poids de 755 grammes, soit plus de 10 p. 100 de son poids total.

Sur des enfants normaux soumis au régime lécithiné par Carrière, il s'est produit aussi des augmentations de poids, mais qui semblent assez faibles pour cet âge de forte croissance. Ces augmentations allaient en diminuant, comme si la lécithine perdait de son action au fur et à mesure de l'accoutumance organique.

Influence sur l'appétivité. — Elle est généralement augmentée, d'après Desgrez et Zaky.

Influence sur le chimisme urinaire. — D'après Desgrez et A. Zaky, l'ingestion de lécithine produit chez les animaux les effets suivants :

a) L'*urée* est augmentée d'une façon constante et très notable, dans des proportions qui ont parfois dépassé 100 p. 100 de la quantité excrétée par l'animal témoin.

b) L'*azote total et le coefficient d'utilisation* azotée se trouvent également augmentés d'une façon importante, mais variable suivant les cas. L'*élaboration des matériaux azotés* se trouve donc plus complète chez les animaux, grâce à la lécithine.

c) L'*acide phosphorique* éliminé se trouve au contraire diminué dans d'assez fortes proportions. Les mêmes auteurs sont revenus plus récemment sur cette action et ont montré qu'il fallait probablement l'attribuer à l'action de la base organique, la choline, combinée aux acides acyl-glycéro-phosphoriques dans les lécithines. Quoi qu'il en soit, ce rôle est des plus importants, quant aux conséquences et effets thérapeutiques qu'on peut songer à en retirer.

Carrière, dans ses expériences sur l'organisme

humain, a également étudié les modifications apportées éventuellement par l'ingestion de lécithine à l'élimination urinaire. Il a généralement confirmé les résultats des deux auteurs précédents, mais en y joignant la remarque déjà faite, au sujet du poids, que ces effets semblaient passagers, et, qu'au bout de quelques semaines ou quelques mois, tous les chiffres ou coefficients reviennent au taux normal. Il en est ainsi pour l'urée, l'azote total et le coefficient d'utilisation azotée qui, au bout de six mois, étaient revenus à ce qu'ils étaient auparavant. Au bout de trois mois déjà, l'élimination de l'acide phosphorique avait également déjà repris sa valeur normale.

Action dans l'ostéogénèse et les processus hématopoiétiques. — Suivant Chabrié, Danilewsky et Selenski, la lécithine aurait aussi une part importante dans l'ostéogénèse et les processus dont la moelle osseuse et les organes hématopoiétiques, tels que la rate, sont le théâtre. La recherche des lécithines dans l'organisme n'a pas atteint une précision suffisante, et le mécanisme de leurs actions organiques est loin d'être assez bien élucidé pour infirmer ou confirmer ces vues intéressantes. Mais il est un fait des plus remarquables et des plus curieux à signaler, c'est l'absence presque totale de lécithine dans la graisse, si abondante à certaines époques (périodes de repos), de la moelle osseuse. En tout cas, suivant Chabrié (1), la lécithine provenant de la destruction des globules du sang serait la cause, ou au moins l'une des causes prépondérantes de la calcification.

(1) *C. R.*, 1895, page 1226.

Action sur les éléments nerveux. — Suivant Desgrez et Zaky, la lécithine, entre autres actions fonctionnelles, agit sur les phénomènes vitaux généraux par la stimulation trophique résultant de la surnutrition du phosphore des centres nerveux, régulateur des phénomènes de développement.

Des expériences de ces auteurs, on retire la conclusion que les animaux lécithinés, par rapport aux animaux témoins, non seulement ont présenté une constante plus-value des matières minérales et de l'anhydride phosphorique de leurs ossements choisis (fémur), mais aussi une légère augmentation des matières phosphorées de leurs cerveaux et cervelets : cette augmentation correspondait d'ailleurs avec un léger accroissement du poids absolu de ces organes. Il est nécessaire de rapprocher ces constatations de celles de Danilewsky, qui, dans l'élevage de ses différentes portées de chiens, avait constamment remarqué que les animaux lécithinés étaient toujours plus vifs, plus gais et plus précocement intelligents que leurs frères témoins.

Action sur le sang. — Danilewsky avait signalé le premier l'action manifeste exercée par l'ingestion de lécithines sur la composition du sang. Il avait conclu à une augmentation sensible du nombre des hématies. Carrière (1) était arrivé à la même conclusion, mais cette multiplication ne correspond pas à une augmentation parallèle de l'hémoglobine, dont la richesse est fort peu variable. Le nombre des hématoblastes est augmenté. D'après cet auteur, la formule hémoleuco-cytaire reste la même et le nombre

(1) *Loc. citat.*

même des leucocytes n'est que fort peu augmenté.

Des recherches récentes et plus précises de H. Stassano et F. Billon (1), il ressort que la vitalité des cellules du sang est augmentée par les injections de lécithine, ainsi que leur résistance aux solutions salines. Le noyau des hématies est modifié quant à sa composition chimique, car il ne se comporte plus de même vis-à-vis des réactifs colorants (coloration au vert de méthyle plus accentuée, symbole d'une augmentation d'acidité). Le fait le plus important serait la production d'une hyperleucocytose persistant pendant les trois ou quatre jours qui suivent l'injection. L'augmentation, dans les premières heures, porte sur les polynucléaires, et est due à l'action de la solution physiologique. Il se fait ensuite, au bout de cinq ou six heures, une poussée de jeunes mononucléaires, très pauvres en protoplasme. Ceux-ci deviennent de plus en plus nombreux, leur rapport aux polynucléaires pouvant devenir égal ou supérieur à $\frac{80}{20}$. Les mononucléaires et les noyaux de ces leucocytes grandissent au delà des dimensions normales. Ils présentent de nombreuses vacuoles intérieures. Les mêmes auteurs (2) ont cherché à mettre en évidence le rôle de ces mononucléaires, en déterminant par une injection de lécithine intrapéritonéale la formation d'un exsudat riche en mononucléaires. Ils ont pu constater, sur la membrane transparente de la grenouille, que ces mononucléaires, après avoir grandi et s'être chargés de granulations basiques, aux frais de la lécithine, sortent

(1) *C. R.*, CXXXIV, page 318.
(2) *C. R.*, CXXXIV, page 431.

des vaisseaux pour se répandre dans l'économie. Les cellules endothéliales retiennent à leur tour la lécithine, en se bourrant de granulations semblables. Les noyaux de toutes les cellules figurant indistinctement dans cette membrane auraient accusé une activité plus marquée chez les grenouilles lécithinées que chez les témoins. Ceci revient, en *résumé*, à attribuer électivement aux leucocytes mononucléaires, le rôle de vecteurs intracellulaires des complexes phosphorés instables que la cellule retient et fixe plus énergiquement à son tour.

2. — ACTIONS ET PROPRIÉTÉS THÉRAPEUTIQUES.

En possession de ces intéressantes données physiologiques, il est devenu facile d'appliquer rationnellement la médication par ingestion lécithinée, dans les cas où précisément quelqu'un de ces processus physiologiques facilités et exaltés par cette substance, s'accomplissait insuffisamment, avec trop de lenteur, ou même tendait à disparaître tout à fait.

La médication lécithinée correspond d'abord à toutes les indications de traitement par le phosphore et les glycéro-phosphates.

1° *Rachitisme*. — G. Carrière (1) a substitué, avec bonheur, la lécithine au phosphore lui-même ou aux phosphates (Marfan) en dissolution dans l'huile de foie de morue, pour l'appliquer au traitement du rachitisme.

Déjà Muggia, en 1890, avait obtenu de bons effets de la lécithine dans l'athrepsie. Carrière a employé l'huile de foie de morue blonde, additionnée de

(1) *C. R.*, 1901, p. 314.

lécithine de l'œuf dans la proportion de 2gr,05 de lécithine dans 500 grammes d'huile.

Aux enfants rachitiques, on peut administrer, suivant l'âge, 1, 2, 3, 4 cuillerées à soupe par jour, au moment du repas.

Dans les cinq cas traités et rapportés, l'huile semble avoir arrêté et guéri la maladie dans l'espace de quatre à six mois, sans qu'il y ait eu rechute.

La même médication peut, *a priori*, s'employer dans la croissance défectueuse, en application de l'action très nette et très favorable qu'exerce la lécithine sur tous les phénomènes de développement. Ce ne sont pas ici les injections d'huile lécithinée qui sont le plus à recommander, et l'observation physiologique a montré que l'ingestion buccale donnait de meilleurs résultats.

2° *Phosphaturie.* — Dans tous les états producteurs de *phosphaturie*, la lécithine peut être substituée avantageusement aux autres médications phosphorées. Son ingestion est donc indiquée chez tous les individus qui perdent du phosphore, les arthritiques, les surmenés du système nerveux, les suralimentés carnés, etc.

3° *Dyspepsie.* — La *dyspepsie*, où l'on observe si fréquemment la phosphaturie, est aussi justiciable de cette thérapeutique. Il va sans dire également que les manifestations de la *phosphorurie*, diathèse de Robin dans laquelle le phosphore s'élimine dans l'urine sous la forme même de combinaisons organiques, mal connues du reste, devront être traitées avantageusement par ingestion de lécithine.

Toute l'histoire thérapeutique de ces affections demanderait cependant, avant de les soumettre à une médication aussi spécifique, que l'on ait examiné soigneusement le mécanisme intime de ces évacuations de phosphore exagérées. Si, par exemple, cause plus fréquente qu'on ne l'imagine, la phosphaturie a son origine dans la suralimentation carnée (nucléo-albumines de la viande), il est, à notre avis, tout à fait contre-indiqué de faire ingérer un composé phosphoré comme la lécithine, sous le prétexte qu'il y a élimination urinaire exagérée de phosphore. Une thérapeutique rationnelle consistera tout d'abord à supprimer la cause principale de ces déperditions, en mettant l'individu au régime végétal et surtout des albuminoïdes purs (lait contre-indiqué). La lécithine ne sera cependant pas exclue nécessairement d'un pareil régime. Un de ses effets physiologiques manifestes étant de retenir le phosphore cellulaire, dégradé normalement, en diminuant la quantité d'acide phosphorique urinaire quotidienne, on devra l'administrer ici comme *médicament*, sous forme de lécithine pure, en pilules, à doses faibles : 0, 05 à 0, 10 par jour.

Cette analyse un peu serrée amène à poser, puis à résoudre bien aisément cette question si controversée des doses lécithinées et des sources dans lesquelles on doit puiser cette substance phosphorée. La lécithine apparaît manifestement comme ayant deux rôles distincts : l'un, purement médicamenteux, peut être d'origine ou de nature pseudo-fermentative, où la lécithine est utilisée à petites doses pures et isolées pour ses actions électives physiologiques sur les divers éléments organiques. La lécithine pharmaceutique, en pilules, en granules, en cachets parcimonieusement dosés, est tout indiqué pour ce but.

Le deuxième rôle de la lécithine est, tout au contraire, de fournir des bases phosphorées aux organismes trop appauvris en ces éléments, ou incapables de créer, par les processus spécifiques, les complexes phosphorés à partir des phosphates minéraux de la nature, en passant par tous les échelons de cette pénible synthèse. A des organismes débilités de cette sorte, et qui perdent en excès, non plus seulement le phosphore alimentaire ou pseudo-alimentaire, qui ne fait que les traverser, sans être retenu par des organes fonctionnels devenus impuissants, mais encore leur propre phosphore constitutif, dont les cellules vitales et les noyaux de ces cellules se désagrègent, se mortifient et s'émiettent, il ne suffit plus de fournir une lécithine dosée pharmaceutiquement, dont l'effet sera de retenir, de fixer à l'intérieur des organes une petite portion de ce phosphore désagrégé. Il devient ici nécessaire de donner mieux qu'une banale association de phosphates à peu près inertes, et tout autre chose aussi que des albuminoïdes phosphorés dont les indications peuvent être très différentes. Il faudra dès lors administrer par un régime la lécithine, prise à l'état naturel, en grande quantité dans les aliments proprement dits. Si l'ingestion parallèle des nucléines n'est pas contre-indiquée, on aura dans l'œuf cru et ses succédanés, sirop d'œufs, etc., un agent incomparable. Si les nucléo-albumines ne sont pas à redouter, les cervelles, le caviar, etc., constitueront les aliments-remèdes de choix. S'il est nécessaire, au contraire, d'ingérer des lécithines pures, non altérées et non mélangées à d'autres combinaisons phosphorées, c'est aux lécithines végétales et, par conséquent, au régime végétal exclusif que l'on doit s'adresser. Les farines de germes des diverses céréales en contiennent de grosses quantités; le lupin en est aussi particulièrement riche. On peut ainsi absorber, dans ce régime diététique de la lécithine, des quantités de cette substance atteignant 8 et 10 grammes, correspondant à près de $0^{gr},5$ de phosphore et capables de venir remédier utilement aux pertes quotidiennes de l'organisme. On ne doit donc pas se montrer partisan exclusif d'une lécithine dosée pharmaceutiquement ou d'une lécithine diététique ; ces modes d'administration, qui diffèrent qualitativement et quantitativement, ont leurs indications toutes spéciales.

4° *Neurasthénie et anémie.* — Chez les neurasthéniques, les anémiques, faisant des pertes quotidiennes importantes de phosphates, la médication diététique prendra le dessus, associée ou non à l'ingestion dosimétrique : il s'agit avant tout ici d'un rôle plastique et de réparer de grosses pertes de substance (1).

Chez les anémiques, au contraire, l'ingestion ou l'injection de la lécithine-ferment à l'état pur pourra venir suppléer à l'insuffisance de celle-ci dans l'économie en général et le tissu sanguin en particulier. Tous les effets physiologiques de la lécithine sur le sang, mentionnés précédemment, prendront alors, de ce chef, une importance thérapeutique très grande.

Le surmenage corporel excessif amène aussi la disparition ou, tout au moins, la diminution de certaines lécithines fonctionnelles, dont le rôle, encore

(1) MORICHEAU-BEAUCHANT. Étude thérapeutique sur la lécithine (Thèse de la Faculté de Paris, 1901).

mal élucidé, semble important, comme celles des capsules surrénales. La médication lécithinée a donné effectivement de bons résultats dans la fatigue corporelle.

Les applications favorables dans les affections précédentes ont été relatées et suivies de près par un grand nombre de médecins. C'est ainsi que C. Serono (1), qui préconisa le premier la lécithine en injections sous-cutanées, et Micheli, l'administrent à des *neurasthéniques*, des *tuberculeux*, des vieillards affaiblis chez lesquels elle fait renaître les forces et améliore l'état général. Chez les *anémiques* et les *chloro-anémiques* (2), outre une augmentation notable du poids du corps, on observe une amélioration de l'état général, des fonctions digestives, avec augmentation de l'hémoglobine, ou, dans les anémies simples, des globules rouges.

Gilbert et Fournier (3), d'autre part, ont montré que, chez les neurasthéniques, l'ingestion de lécithine provoque la reprise des forces, l'augmentation de l'appétit, et une amélioration notable de l'état général ; ils ont constaté en même temps que l'emploi prolongé de la lécithine était chez l'homme absolument inoffensif.

Toutes les observations d'emploi de la lécithine dans les cas de neurasthénie, surmenage intellectuel, sont finalement assez favorables à cette médication.

5° *Diabète.* — Lancereaux et Paulesco ont confirmé ces résultats. Ils les ont étendus, d'autre part,

(1) *Arch. ital. de biol.* et Recherches sur les injections de lécithine.

(2) C. Tonelli. *Gazz. d. Ospe l. et de Clin.*, n° 66, 1898.

(3) La lécithine en thérapeutique (*C. R. Soc. biol.*, t. CIII, p. 145)

au *diabète*, et spécialement au *diabète pancréatique*, dans lequel, non seulement la dénutrition rapide est arrêtée, mais le poids augmente d'une façon considérable, en même temps que renaissent les forces et l'entrain. La lécithine n'a du reste aucune action spécifique contre la production du sucre et les complications pathologiques.

Moricheau-Beauchant et C. Serono ont traité aussi favorablement des diabétiques atteints de *diabète sucré* par ingestion de lécithine. Il en est de même du Dr H. Huchard qui a traité le diabète *pancréatique* par des doses de lécithine (0gr,25 par jour et par voie buccale).

6° *Cachexies et convalescences.* — La lécithine rend aussi des services dans les cachexies et les convalescences. Friz a obtenu de bons résultats dans la pellagre, mais il semble que la lécithine soit à peu près impuissante dans la cachexie palustre, la syphilis, etc.

Ses propriétés physiologiques néoformatrices en rendent l'emploi assez indiqué dans les convalescences de maladies générales graves, où elle aide à la reconstitution du sang.

7° *Lymphatisme.* — Chez les enfants, la lécithine ne donne guère de bons résultats que dans le *lymphatisme.* — Chez les vieillards, au contraire, la lécithine donne d'excellents résultats en combattant l'adynamie, améliorant l'état général et relevant la puissance intellectuelle. Dans certains cas, elle agit sur le cœur, alors que la digitaline ne donne plus rien, et elle relève le taux d'émission des urines.

(1) *Bull. Acad. de méd.*, 18 juillet 1901.

8° *Tuberculose.* — Une médication qui paraît donner d'aussi bons résultats dans un certain nombre d'affections au point de vue de la reconstitution générale de l'équilibre cellulaire, par une meilleure assimilation azotée et une action restrictive des pertes phosphatées, devait être essayée au cours de la tuberculose. C'est ce qui a été fait tout d'abord cliniquement et expérimentalement par Claude (1) et A. Zaky (2).

D'après ces auteurs, des animaux tuberculisés, soumis au traitement lécithiné, ont eu une nutrition générale meilleure et une survie de durée considérable relativement aux témoins. L'étude des lésions montre que la tuberculose, sans avoir été éteinte, avait pris une forme plus bénigne. Chez l'homme, la lécithine produit sur les organismes tuberculisés une modification rapide dans les échanges nutritifs se traduisant par une diminution immédiate de l'élimination du phosphore et une tendance à l'élévation progressive du coefficient d'utilisation azotée. La transformation, chez les sujets dont la tuberculose n'a pas un degré d'acuité extrême ou n'est pas au stade ultime de l'évolution du processus destructif se manifeste par une augmentation remarquable de l'appétit, une élévation croissante du poids et une amélioration frappante de l'état général. Quant à l'action de la lécithine sur les lésions locales et leurs conséquences, elle est beaucoup plus difficile à apprécier. En général, elles n'ont guère paru être modifiées. Il ressort, en résumé, des nombreux essais qui en ont été faits

(1) H. Claude. *Revue de la tuberculose*, t. VIII, page 453.
(2) A. Zaky. *Presse médicale*, n° 78, septembre 1901.

depuis ce temps dans la thérapeutique tuberculeuse, que la lécithine, tout à fait inoffensive, est souvent capable de rendre de grands services, comme un adjuvant précieux des divers modes de traitement.

V. — PROPRIÉTÉS PHYSIOLOGIQUES ET APPLICATIONS THÉRAPEUTIQUES DES NUCLÉINES ET ACIDES NUCLÉIQUES.

Quelque analogie apparente que puissent présenter les lécithines, les nucléines et acides nucléiques, en ce sens qu'ils dérivent tous d'un substratum acide phosphorique, ces corps n'en sont pas moins profondément dissemblables dans leurs constitutions chimiques et leurs allures biochimiques. Les lécithines sont des graisses, soumises aux processus normaux de désintégration organique de ces corps. Les nucléines n'ont au contraire aucun groupement gras dans leurs molécules, elles ne sont attaquées par les processus physiologiques digestifs qu'avec le seul résultat de mettre en liberté dans l'organisme des bases extractives et excrémentitielles dangereuses, ainsi qu'un acide nucléique. Quant à ce dernier qui concentre en lui seul le phosphore de la molécule, il reste inattaquable par tout processus digestif normal. Il s'ensuit qu'en aucun cas de grandes quantités de ces corps ne seront susceptibles d'être absorbées comme aliments : le régime diététique nucléinique exclusif ne saurait être que dangereux et ne peut trouver place dans une thérapeutique raisonnée. La forme d'ingestion des nucléines reste de préférence pharmaceutique, avec emploi de corps chimiquement purs : les acides nucléiques seront surtout à préconiser à cause de la quantité moins grande de bases que leur décomposition cellulaire éventuelle peut mettre en liberté.

1. — PROPRIÉTÉS PHYSIOLOGIQUES.

Rappelons tout d'abord que chaque organe, chaque tissu fonctionnellement différencié dans chaque être vivant, possède des nucléines et des acides nucléiques, qui, tout en présentant entre eux des airs de parenté plus ou moins grands, n'en sont pas moins profondément dissemblables. Il n'est donc permis de raisonner, à défaut d'un acide nucléique déterminé, que sur les analogies d'actions biologiques des nombreux représentants de cette classe de corps.

Des lieux d'élection organique des nucléo-albumines et de leurs dérivés, on a pu sembler en droit de conclure que leur rôle biochimique prépondérant était celui d'agents d'accroissement, de développement, de reproduction. Certains auteurs (Mac-Intosh et Vaughan) ont soutenu que l'action bactéricide du sang était due exclusivement à la nucléine des leucocytes polynucléaires et que les nucléo-albumines constituaient contre l'invasion de la maladie les agents défensifs les plus actifs.

Il n'existe pas ici, comme pour la lécithine, une série de recherches cliniques tendant à démontrer que les nucléines sont des agents d'accroissement et de suractivation des fonctions de développement. C'est par un tout autre côté que le problème a été abordé.

Action chimiotaxique. — Bereska (1) a montré qu'en introduisant par injection sous-cutanée, ou dans le péritoine, certains métalloïdes, comme l'arsenic, celui-ci s'absorbait et se diffusait exclusivement par la voie leucocytaire, et Stassano (2) a établi que ce

(1) *Ann. Inst. Pasteur*, 1899, pages 49 et 209.
(2) *C. R.*, 1901 et 1902.

sont seulement les nucléines du sang et des leucocytes qui se chargent ainsi d'arsenic.

D'après ce que l'on sait de l'allure chimique de ces composés, c'est donc à l'état d'une nucléine arséniée définie que le métalloïde devient actif et relativement inoffensif en même temps dans l'économie.

Des recherches analogues ou antérieures sur d'autres métalloïdes ou métaux, fer, etc., on est donc arrivé logiquement à déduire que la véritable fonction des nucléines était une neutralisation progressive, s'opérant par voie purement chimique des substances toxiques pour l'organisme (poisons) qui, une fois ainsi biochimiquement transformées, peuvent devenir, au contraire, d'utiles agents thérapeutiques. Vis-à-vis des complexes physiologiques et chimiques encore si inconnus que sont les toxines, les nucléines du leucocyte semblent bien jouer du reste ce rôle de neutralisateurs progressifs (expériences sur la résorcine de Wasserman et Takaki).

En tout état de cause, Briegel a le premier démontré qu'un acide nucléique (extrait du hareng) possédait à un haut degré la propriété de détruire la toxicité de différentes bactéries *in vitro* et dans l'organisme. Kossel, après vérification de la thèse de Briegel, conclut que l'acide nucléique des leucocytes et des glandes lymphatiques joue le principal rôle dans la suppression des bactéries.

C'est là sans doute l'amorce d'une explication purement biochimique de la phagocytose.

Action des acides nucléiques sur l'élimination urinaire. — Le grand fait dominant le résultat de l'ingestion et de l'assimilation des nucléines et acides nucléiques est l'exagération de la production d'acide urique. Les bases puriques, comme l'a montré Fischer, sont toutes susceptibles de fournir, en effet, par dégradation oxydante, une grande quantité d'acide urique. C'est là probablement toute l'origine de l'acide urique urinaire. Horbaczewski a également prouvé que l'hypoxanthine, par l'intermédiaire du foie ou de la rate, et par un processus oxydant, était transformée en acide urique.

La guanine, principalement, comme l'a montré Loewi (1), augmente aussi d'une façon considérable l'élimination de l'acide urique.

Cependant, d'après Kossel, l'acide urique est soustrait à la précipitation en présence d'acide nucléique ou thymique. Il en résulte que de l'acide urique peut ainsi passer inaperçu. Goto (2) a confirmé en effet ces données, et a mis en évidence le grand pouvoir de dissolution que présentent les acides nucléiques vis-à-vis de l'acide urique. Cette donnée, outre son importance vis-à-vis du dosage de l'acide urique, peut être également susceptible d'utilisation thérapeutique par ingestion des nucléines. Le taux de l'urée est aussi légèrement diminué, ainsi qu'est augmentée très notablement la proportion des phosphates.

Action sur le sang. — Suivant certains auteurs, l'injection de nucléines produirait une hyperleucocytose intense (3). En réalité, cette action se montre

(1) O. Loewi. *Arch. Exp. Path. u. Pharmac.*, 45, page 157.
(2) *Zeitsch. f. phys. Chem.*, 30, page 473.
(3) Horbaczewski. *Allg. Wien. med. Zeit.*, 1892, nos 35 et 36.

faible et très inégale. On ne saurait ici conclure hâtivement, car l'impuissance du produit peut tenir à son impureté chimique et d'autres essais sont nécessaires pour établir le bien ou le mal fondé de ces espérances.

L'acide nucléique ne semble pas s'éliminer dans les urines, il en résulte qu'il doit s'accumuler dans le sang et dans certains organes comme le foie.

2. — PROPRIÉTÉS ET APPLICATIONS THÉRAPEUTIQUES.

Ce chapitre n'est guère encore, à la vérité, que rempli d'espérances. Cela tient, non seulement à la nouveauté du sujet et des recherches qu'il a provoquées, mais à l'extrême difficulté de procurer à la pratique des corps purs et chimiquement définis.

A. Mouneyrat (1) a cherché à associer l'acide nucléique (de la laitance de hareng ou *psarine*) avec le méthylarsinate disodique dans le traitement de la tuberculose, en vue de remédier à l'intense désassimilation phosphorée qu'on observe d'ordinaire au cours de cette maladie.

La préparation de cet acide est des plus délicates à effectuer et on n'obtient pas toujours des résultats bien constants. A. Colombet (2) a suivi les effets du traitement sur un certain nombre de tuberculeux avérés. Il a trouvé qu'on obtenait une amélioration notable chez les phtisiques, au premier et au deuxième degré, sous forme de retour d'appétit, disparition des sueurs nocturnes et de la toux, diminution des crachats, augmentation du poids, élévation du rap-

(1) *C. R.*, 17 mars 1902.

(2) Traitement de la tuberculose par l'histogénol (Thèse de Paris, 1902).

port azoturique et diminution de la phosphaturie. L'amélioration est nulle, ou très éphémère, chez les tuberculeux avancés.

Les acides nucléiques ont été employés également dans tous les états producteurs de phosphaturie, tels que la neurasthénie. Les résultats obtenus, quelquefois trop brillamment annoncés, sont encore très incertains. Au reste, l'ingestion de nucléines dans le but de combler un déficit du phosphore ou de ralentir un processus de désassimilation trop rapide de cet élément ne semble pas aussi rationnelle que la suralimentation lécithinée. La forme qu'offre le phosphore dans la lécithine est beaucoup plus labile, plus instable, et les lécithines sont des aliments dépourvus de toute toxicité, alors que les acides nucléiques, quoique en apparence très bien tolérés (10 grammes par jour), peuvent en réalité, par leurs produits de décomposition, venir intoxiquer plus ou moins l'organisme, sans le nourrir en aucune façon.

L'avenir de la médication nucléinique semble plutôt réservé, si la pratique multipliée confirme les vues expérimentales, à remonter le taux des mêmes nucléines cellulaires, utiles à la neutralisation des toxines, ou au transport régulier des substances physiologiques ou pharmaceutiques.

Peut-être aussi, dans certaines diathèses uriques, leurs propriétés d'être de bons dissolvants de l'acide urique les feront-elles employer dans ce but. L'utilisation de ce phénomène pourra être gênée par ce fait que les nucléines sont, elles-mêmes, par dégradation physiologique, des producteurs réguliers et importants de ce même acide urique.

VI. — PRATIQUE DE LA THÉRAPEUTIQUE PHOSPHORÉE.

FORMES DIÉTÉTIQUES ET PHARMACEUTIQUES

Pour réaliser les intéressantes applications physiologiques ou thérapeutiques des complexes phosphorés qui viennent d'être résumées, il faut mettre ces corps dans les mains mêmes et à la disposition du praticien. Il y a des doses *maxima* et *minima*, des formes de choix pour l'ingestion médicamenteuse ou diététique des composés phosphorés, dont la connaissance joue le plus grand rôle dans la réussite de la médication. Nous avons cru utile de rappeler, pour donner un exposé complet de cette thérapeutique, l'utilisation du phosphore métalloïdique et sa posologie, tout en faisant le souhait que son dangereux emploi diminue progressivement par la concurrence de ses actifs et inoffensifs rivaux.

1. — ADMINISTRATION DU PHOSPHORE.

Le phosphore en nature, préconisé depuis longtemps par Trousseau, contre le rachitisme, et élevé par Kassowitz à la hauteur d'une médication spécifique contre les lésions rachitiques du squelette, aurait, d'après divers auteurs, une action condensatrice et sclérogène, spécifiquement curative des manifestations du rachitisme. Quoi qu'il en soit de cette action dans la réalité, voici les diverses manières dont on préconise son administration :

1° *Formule de Trousseau.* — Trousseau donnait le phosphore à haute dose, et associé au beurre :

Beurre très frais............	300 grammes.
Iodure de potassium....... ..	0gr,15
Bromure de potassium	0gr,5
Chlorure de sodium.........	5 grammes.
Phosphore..	0gr,01

Prendre en trois jours sur des tartines (posologie *énorme* et *dangereuse*).

2° *Formule de Kassowitz.* — Prendre de 1/2 milligramme à 1 milligramme de phosphore par vingt-quatre heures, dissous dans l'huile de foie de morue, ou bien la préparation suivante :

Phosphore....................		0gr,01
Lipanine......................		30 grammes.
Sucre en poudre..........	ãã	15 —
Gomme en poudre........		
Eau distillée.................		40 —

Prendre une cuillerée à café par jour.

Ou encore :

Huile d'amandes douces.......	30 grammes.
Phosphore....................	0gr,001
Gomme arabique.............	15 grammes.
Sucre........................	15 —
Eau distillée..................	40 —

Prendre une à deux cuillerées à café par jour.

D'après les dernières recherches cliniques, il ne semble pas qu'on doive dépasser la dose de 1/2 milligramme par jour.

2. — ADMINISTRATION DE L'ACIDE PHOSPHORIQUE.

Caractères de l'acide thérapeutique. — C'est un liquide sirupeux, incolore et inodore, qui peut, par évaporation très lente, cristalliser en prismes rhomboïdaux et transparents. Sa saveur est très acide ; mais, suivant certains auteurs, ce goût acidulé serait assez agréable, et le ferait choisir souvent de préférence aux autres acides. Il est soluble en toutes proportions dans l'eau. Ce sirop épais, qui doit marquer 1,35 au densimètre, porte le nom d'acide phosphorique *officinal*. Il est impor tant, en raison des doses massives d'acide phosphorique qu'on peut être appelé à prescrire, de savoir que 100 grammes de cet acide correspondent seulement, en réalité, à 50 grammes d'acide phosphorique trihydraté et 36gr,4 d'acide anhydre ; 27 grammes de carbonate de soude pur suffisent à les neutraliser.

Posologie et mode d'ingestion. — L'acide phosphorique, ayant une fonction chimique extrêmement énergique, participe des propriétés physiologiques, caustiques et destructives des autres acides minéraux. Il ne les a cependant qu'à un moindre degré.

Administré à petites doses et très dilué, il provoque une saveur acide, une sensation constrictive de la muqueuse buccale, probablement due à la déshydratation plus ou moins énergique qu'éprouve à son contact cette muqueuse bucco-linguale.

Comme on l'a vu, sa toxicité générale est très faible. On use donc, depuis ces dernières années seulement, et à la suite des travaux de Cautru, Joulie, Bardet, etc., de doses massives d'acide phosphorique, qui peuvent s'élever sans inconvénient jusqu'à 4^{gr},5 et 6 grammes par jour d'acide anhydre, c'est-à-dire 12 à 15 et 18 grammes de sirop officinal. Il est prudent de s'en tenir à ces doses extrêmes, quoique Joulie l'ait usagé jusqu'à 9 et 10 grammes. La dose moyenne oscille entre 0^{gr},50 et 3 grammes. L'acide phosphorique s'est longtemps administré, en gouttes mélangées à la boisson, en mesurant les gouttes au moyen d'un compte-gouttes officinal qui donne théoriquement 15 gouttes au gramme.

L'acidité désagréable doit être masquée par un grand volume de boisson.

Pour faire disparaître cet inconvénient, on peut administrer l'acide phosphorique sous les diverses formes suivantes :

1° *Limonade* (Bardet) :

Acide phosphorique officinal.	28 grammes.
Alcoolature d'oranges.......	20 —
Sirop de sucre.............	250 —
Eau distillée. Q. S. pour faire	1000 cent. cubes.

Cent centimètres cubes de cette préparation contiennent environ 3 grammes d'acide officinal et exactement 1 gramme d'acide anhydre. La dose serait de 200 à 600 grammes par jour, soit de un à trois verres ordinaires à boire.

2° *Acides albumins*. — On éviterait complètement le goût acide et styptique de l'acide phosphorique, en employant la préparation suivante :

Blanc d'œuf.................	60 grammes.
Acide phosphorique officinal.	58 —
Eau distillée.. Q. S. pour faire	400 cent. cubes.

Cuire au bain-marie jusqu'à complète dissolution, filtrer; puis ajouter lentement et en agitant le mélange suivant :

Alcoolature d'oranges........	200 grammes.	
Sirop de sucre..............	400	—

Compléter un litre avec de l'eau distillée. On peut varier cette formule à l'infini, suivant la concentration désirée. Celle qui est mentionnée ici contient 0gr,10 d'acide anhydre par cuillerée à café, et on fait prendre au malade, au cours du repas, dix à quinze cuillerées à café étendues d'eau qui remplacent la boisson usuelle.

3° ***Limonade chlorhydrique du Codex.*** — Elle est moins acide que les préparations précédentes et contient 2 grammes d'acide par litre environ.

Acide phosphorique officinal dilué au 1/10e.............	20 grammes.	
Eau distillée................	875	—
Sirop de sucre..............	135	—

4° ***Autres préparations.*** — Lorsqu'on veut éviter, pour les gastralgiques, ou pour toute autre raison, la trop forte acidité des préparations phosphoriques, on peut prescrire les formules suivantes (Joulie) :

Acide phosphorique officinal.	17 grammes.	
Phosphate de soude.........	34	—
Eau distillée................	250	—

De trois à douze cuillerées à café dans de l'eau sucrée.

On peut encore, pour le même cas, suivant Bardet, usager le glycéro-phosphate acide de sodium, ou un mélange de glycéro-phosphate et d'acide phosphorique. Mais, ici, le rôle joué par l'acide se complique du caractère nutritif et assimilateur du sel organique de phosphore, de telle sorte que nous réservons l'emploi de ces formules pour les paragraphes suivants.

Comme aphrodisiaque, propriété hypothétique qui doit, si elle existe, dériver de son action générale sur le système nerveux, on prescrit l'acide phosphorique à très petites doses : quatre à cinq des pilules de Wurtzer ainsi composées :

Acide phosphorique officinal..... }	ãã 0gr,04
Écorce de quinquina pulvérisée.. }	
Camphre pulvérisé................	0gr,012
Extrait de cascarille................	Q. S.

Les *phosphates de soude* enfin remplacent exclusivement l'acide lui-même dans les injections sous-cutanées qui ont été employées aussi dans le but de relever l'acidité urinaire.

3. — ADMINISTRATION DES PHOSPHATES.

Les phosphates, on l'a vu, ont été longtemps préconisés et sont encore employés dans le but de combattre la phosphaturie, résultant d'une désintégration trop active des complexes oxygénés du phosphore dans l'organisme.

Phosphate de chaux. — C'est un sel complètement insoluble dans l'eau, car celui qui est désigné ainsi en pharmacologie est le phosphate tricalcique PO^4Na^3, poudre inerte qu'on prescrira à la dose de trois à quatre grammes par jour.

Chlorhydro-phosphates de chaux, lacto-phosphates de chaux. — Ils ont eu leur moment de faveur, et ne sont autre chose que des dissolutions de phosphate tricalcique dans l'un de ces acides minéraux ; on doit admettre, par conséquent, que ces préparations contiennent du phosphate acide de sodium dissous dans un excès d'acide. Le phosphate est incontestablement plus assimilable dans ces préparations, mais on doit les considérer comme pernicieuses et les rejeter, en vertu de leur caractère sensiblement trop acide.

Phosphates alcalins. — Les phosphates alcalins ont été introduits dans la thérapeutique surtout par Robin, qui, à l'intérieur, a proposé la formule d'*association phosphatique* suivante :

Phosphate de chaux	Mélange en
— de soude.....	proportions variables
— de potasse...	ou égales.

absorber 1gr,5 à 2 grammes par jour.

4. — ADMINISTRATION DES GLYCÉRO-PHOSPHATES.

L'acide glycéro-phosphorique, à cause de la délicatesse de sa préparation et de son instabilité, n'est pas un produit officinal et par conséquent thérapeutique. Toute une série de ses sels ont été préparés. Quelques-uns seulement, obtenus à un état de pureté suffisant, sont usagés dans la pratique : ce sont les glycéro-phosphates alcalins et alcalino-terreux; les glycéro-phosphates de magnésie, de fer, etc.

Leur emploi thérapeutique a été tout d'abord proposé par A. Robin (1). Ils constituent, suivant lui, les meilleures formes d'absorption du phosphore oxydé, non dans les cas de phosphaturie albuminurique caractérisés par une désassimilation très forte, mais chez les malades mous, déprimés, ayant un coefficient azoturique inférieur à la normale.

Glycéro-phosphate de chaux. — C'est une poudre

(1) *Bull. Acad. de méd.*, 24 avril 1894.

blanchâtre amorphe, insoluble dans l'eau. Le mode d'administration de choix est le suivant, d'après Robin :

Glycéro-phosphate de chaux...	0gr,20 à 0gr,40
Poudre de fèves de Saint-Ignace.	0gr,002 à 0gr,03
Albumine d'œuf desséchée et pulvérisée..................	0gr,10

pour 1 cachet.

Prendre un de ces cachets au milieu du déjeuner et un au milieu du dîner.

La quantité de glycéro-phosphate quotidienne ainsi ingérée ne dépasse pas 1 gramme. Vu son innocuité absolue, cette quantité peut être triplée et au delà sans aucun inconvénient.

Glycéro-phosphates alcalins. — On a vu que ces sels constituaient des entités chimiques, mais mal définies, ou du moins très délicates à obtenir à l'état de pureté. Il en résulte que le commerce de la droguerie ne livre guère à la pharmacie ou à la spécialité que des produits fort impurs et en tout cas fortement additionnés d'eau : le titrage de pareils produits ne pourra donc être que tout relatif en thérapeutique. Quoi qu'il en soit, le caractère de solubilité de ces corps tend à rendre leur action beaucoup plus énergique. Aussi A. Robin a-t-il indiqué, pour les phosphaturiques anémiques ou neurasthéniques très déprimés, l'emploi des glycéro-phosphates associés dans la formule suivante :

Glycéro-phosphate de chaux.......... ..	0gr,30
— de magnésie...	0gr,10
— de soude........	0gr,10
— de fer...............	0gr,05
Poudre de fèves de Saint-Ignace.........	0gr,02
Albumine d'œuf desséchée et pulvérisée	0gr,10

pour 1 cachet.

Prendre 1 cachet au milieu du déjeuner et 1 au milieu du dîner.

Il existe aussi un certain nombre de préparations spécialisées, de glycéro-phosphates de diverses bases, et dont le titre, prétendu exact, rend la prescription facile au médecin et l'usage très pratique et souvent agréable au malade lui-même (granulés et saccharinés de glycéro-phosphates, vanillés ou diversement aromatisés).

Glycéro-phosphates en injections sous-cutanées. — A cause de sa grande solubilité et de sa préparation relativement facile, c'est presque toujours le glycéro-phosphate de soude qu'on emploie en injections sous-cutanées.

On trouve cependant des exemples d'injection de divers autres glycéro-phosphates (potasse, etc.). Ces injections ont été préconisées par A. Robin pour obvier à la désassimilation phosphorique et partant aux neurasthénies qui en sont la cause, au même titre que l'ingestion simple. Mais l'injection semblant agir beaucoup plus rapidement et plus efficacement, en donnant, suivant son auteur, des résultats analogues à l'injection du liquide testiculaire de Brown-Séquard, il est recommandé d'employer ce mode d'introduction dans les cas graves.

Technique des injections. — Elle est très simple. Le plus grand soin à apporter consiste dans la réalisation d'une excellente asepsie qui évite toute suite désagréable. On emploie une seringue stérilisée de 2 centimètres cubes, se démontant, et qui est plongée préalablement dans l'eau bouillante. Les pièces sont retirées de l'eau avec une pince, remontées et on remplit la seringue avec la solution de glycéro-phosphate de soude qui est contenue dans des ampoules stérilisées à l'avance de $1^{cc},5$. Ce volume de solution contient environ $0^{gr},25$ de glycéro-phosphate.

L'injection est pratiquée dans le tissu cellulaire sous-cutané des membres, du ventre ou du dos. Elle est fort peu douloureuse.

Ces ampoules employées sont fabriquées à l'avance et vendues par la spécialité. Certaines mêmes s'adaptent directement sur la seringue.

Glycéro-phosphates alimentaires. — Les produits naturels dans lesquels se rencontrent des glycéro-phosphates n'étant pas encore suffisamment bien connus, cette rubrique ne peut comprendre que des produits alimentaires artificiellement composés. Ils n'en sont pas moins précieux comme moyens d'ingestion de grosses quantités de glycéro-phosphate chez l'enfant qui répugne à prendre un médicament et avale aisément une bouillie appétissante et parfumée. La spécialité, ici encore, a comblé cette lacune et propose un grand nombre de farines lactées. Il est facile de la composer soi-même et de donner la recette suivante à la mère :

Farine lactée (1).

Sucre pulvérisé	715 gr.
Cacao pulvérisé	250 gr.
Phosphate tribasique de chaux	15 gr.
Glycéro-phosphate	15 gr.
Farine de maïs	150 gr.
— de lentilles	150 gr.
— d'avoine	150 gr.
Vanilline	5 gr.
Alcool	Q. S.

(1) In *Annales de la policlinique de Lille.*

Faire dissoudre la vanilline dans l'alcool, mêler intimement au sucre, laisser sécher, puis ajouter les autres substances.

Utiliser comme une farine ordinaire.

Coco. — Denigès, en étudiant le liquide de la noix de Coco, avait pu y doser une quantité importante de glycéro-phosphates. La noix de Coco étant par ailleurs un excellent aliment, on peut, dès à présent, en prescrire la consommation dans le même but.

5. — ADMINISTRATION DES LÉCITHINES.

Depuis trois ans environ que la médication lécithinée est entrée dans la voie, non seulement de l'expérimentation, mais de la pratique journalière, il a été proposé une très grande quantité de produits spécialisés. A cause de la difficulté de préparation que nous avons fait ressortir ailleurs (1), la plupart de ces produits sont impurs, et un certain nombre renferment, non de la lécithine, mais les éléments de sa décomposition. La constatation fort délicate de ce fait est d'ordre purement chimique, elle ne peut donc être effectuée sur chaque préparation. Tout au moins une analyse, portant sur la teneur totale en phosphore, devrait être effectuée de temps à autre et permettrait de s'assurer que l'étiquette fournit loyalement le dosage du produit. Un malade aisé, entreprenant par la lécithine un traitement de longue haleine, trouverait encore un profit thérapeutique certain à cette constatation. Le commerce, ainsi tenu en haleine, perfectionnerait d'autre part ses procédés de fabrication (2). Quoi qu'il en soit,

(1) Voy. pages 16 et suiv.

(2) Pour des préparations organiques aussi délicates que

en l'absence de ces indications précises, voici les caractères extérieurs à exiger d'une bonne préparation lécithinée.

Caractères d'une bonne préparation de lécithine. — Les granulés ne doivent pas, autant que possible, être faits avec du cacao : 1° la couleur du produit masque complètement la couleur brune des lécithines plus ou moins décomposées ; 2° l'odeur, agréable mais forte, du cacao vanillé dissimule l'odeur spéciale de rance qu'exhalent les graisses phosphorées vieillies.

Une bonne préparation de lécithine fournit un granulé (saccharine, vermicelle, etc.), *blanc*, inodore ou presque inodore, exempt en tout cas de l'odeur extrêmement désagréable du jaune d'œuf ranci.

Les solutions huileuses de lécithines doivent être faites avec des huiles blanches. La couleur du produit permet de juger de la pureté des lécithines dissoutes.

Les lécithines spécialisées sont généralement dosées de 0gr,05 à 0gr,20 et 0gr,25 par cuillerée à café et de 0gr,05 à 0gr,10 par cuillerée d'huile stérilisée.

Saccharures de Lécithine. — ***Granulés de Lécithine.*** — On peut remplacer les préparations spécialisées de lécithine qui ont l'inconvénient d'être fort coûteuses, par les formules suivantes qui sont exactement celles qu'utilisent les droguistes. Le titrage seul varie suivant les cas :

celles de la lécithine, l'outillage industriel est, en France, la plupart du temps, insuffisant. Au cours de brèves visites faites à des sociétés françaises pharmaceutiques renommées, l'auteur a remarqué l'insuffisance et l'antiquité du matériel.

Saccharures de Lécithine :

Lécithine pure d'œuf....... 0gr,10 ou 0gr,20
Sucre.............................. 3gr,80
Vanilline.... .... Q. S. pour parfumer.

Une préparation plus agréable et masquant mieux le goût de la lécithine est la suivante :

Lécithine d'œuf. .... 0gr,10 ou 0gr,20
Sucre vanillé....................... 1gr,9
Cacao.............................. 1gr,9

Chaque cuillerée à café de l'une ou l'autre de ces préparations contient 0gr,10 ou 0gr,20 de lécithine.

Injections sous-cutanées de lécithines. — La technique de ces injections est sensiblement la même que celle qui a été décrite à propos des glycéro-phosphates. Mais la lécithine est ici dissoute dans de l'huile stérilisée, ce qui rend la résorption moins aisée. Les quantités de lécithine injectées contenues par ampoule varient entre 0gr,05 et 0gr,20. On injecte généralement de 0gr,05 à 0gr,10 par jour.

Les injections sous-cutanées ont donné généralement de moins bons résultats que l'ingestion stomacale.

Lécithines alimentaires. — Devant cette insuffisance des préparations de lécithine dite pure, on peut, suivant certains auteurs, aller chercher les graisses phosphorées à leurs sources alimentaires mêmes, ce qui revient à prescrire un régime composé de substances riches en ces éléments.

D'après ce qui a été dit sur ce sujet aux chapitres précédents, on les trouvera :

1° *Dans les éléments et organes du système ner-*

veux. — Les cervelles de veau, de mouton, de bœuf, de cochon, etc., et le thymus du veau (ris) constitueront les bases de ce régime. Pour laisser aux lécithines toute leur intégrité fonctionnelle, il serait à recommander d'avaler ces tissus crus, hachés et condimentés convenablement. S'il y a répugnance absolue, on devra alors, en les accommodant, les faire cuire en les portant à la plus basse température possible, et dans le moindre espace de temps possible. On pourra, en particulier, les préparer avec avantage en les entourant d'une pâte bien levée, qui formera, saisie par l'huile chaude, une gaine extérieure résistante et peu perméable à la chaleur. Rappelons que, d'après les chiffres donnés plus haut, l'ingestion de 100 grammes de cervelle correspond approximativement à celle de 10 grammes de lécithine.

2° *Dans le régime végétal*. — Les quantités de lécithine y étant beaucoup plus restreintes, il est nécessaire d'ingérer de beaucoup plus grandes quantités de ces aliments. Les germes mêmes des graines de céréales sont des plus riches en huile contenant de fortes proportions de lécithine. D'expériences personnelles de l'auteur, le germe de maïs contient par exemple, en moyenne, 6 p. 100 d'huile, renfermant elle-même 2 p. 100 de lécithine en moyenne. C'est donc l'usage de farines faites avec ces germes de céréales qui devra être recommandé, on les consommera sous forme de bouillies, soufflés, etc., préparés extemporanément, de façon à réaliser la décomposition minima des graisses phosphorées.

3° *Dans le lait*. — Les quantités de lécithine contenues dans le lait, sont, on l'a vu, beaucoup trop minimes pour songer à donner à l'ingestion du lait cette signification exclusive. Cependant, les malades soumis au régime lacté et en consommant 2 à 3 litres par jour finissent par absorber des quantités notables de lécithine.

L'ébullition détruit une partie de ces lécithines (1).

4° *Dans les œufs.*— Ces derniers constituent une source aisée, pratique et abondante de lécithine.

L'ingestion d'un œuf correspond à celle de 1gr,5 environ de lécithine. C'est donc deux jaunes d'œufs au minimum qu'on doit consommer quotidiennement. Cet œuf devra être absorbé *cru*, ou gobé.

Dans la cuisson à 100°, en effet, les lécithines sont gravement altérées et détruites pour la plus grande part.

Les œufs, consommés pour la lécithine qu'ils contiennent, devront être aussi rigoureusement frais. En dehors du danger qu'il y a à consommer des œufs fermentés, il n'a pas été fait de recherches spéciales pour constater la diminution de la lécithine dans les œufs pourris, ou en passe de le devenir, mais il est impossible biochimiquement qu'il en soit autrement.

On peut encore recourir à la préparation suivante.

Sirop d'œufs. — Lorsque, pour une raison quelconque, soit intolérance ou dégoût de la part du malade, soit impossibilité de pouvoir s'approvisionner facilement en jaunes d'œufs très frais, on ne préconise pas l'absorption d'un ou deux

(1) Voy. page 36.

jaunes d'œufs crus quotidiens, on peut les remplacer par la préparation suivante (1), qui, pour avoir de l'efficacité, doit s'effectuer avec des œufs parfaitement frais :

Jaune d'œuf	300	grammes.
Eau	60	—

Battez et passez à l'étamine en exprimant.

Ajoutez :

Glycérine	300	grammes.
Eau de laurier-cerise	10	—
Sucre	180	—
Chlorure de sodium	12	—

Cette préparation, qui contient par cuillerée à soupe environ $0^{gr},55$ de lécithine, se conserve bien, d'après l'auteur qui l'a indiquée. Il sera au contraire, à notre avis, de toute nécessité de la consommer très rapidement et de n'en préparer, dans ce but, que de petites quantités à la fois.

6. — ADMINISTRATION DES ACIDES NUCLÉIQUES.

Autant, sinon plus encore peut-être que pour les lécithines, il est difficile d'obtenir dans le commerce de bons produits renfermant exclusivement un acide nucléique ou ses sels. Ce n'est plus ici l'extrême décomposition du produit qui est autant à craindre, car ces complexes phosphorés sont bien plus stables que ceux qui constituent les lécithines, mais il est des plus difficiles d'extraire un acide nucléique à l'état pur, en le séparant de toutes les matières étrangères albuminoïdes, protéides, matières extractives,

(1) Extrait du *Bull. général de thérap.*, 30 octobre 1902.

souvent produits de putréfaction, auxquelles il se trouve d'ordinaire mélangé. Il en résulte que le commerce vend, sous le nom d'acides nucléiques, des produits qui n'en portent que le nom et ont des teneurs en phosphore inférieures de 50 p. 100 et plus à la teneur normale que ces produits devraient avoir.

Il suffit de répéter ici que, comme dans le cas des lécithines, l'ingestion des acides nucléiques ne devrait être faite qu'à bon escient. Un traitement de longue haleine devrait toujours être précédé du dosage du phosphore dans le produit usagé.

Caractères d'une bonne préparation d'acide nucléique. — L'analyse chimique soignée et le dosage du phosphore, avec la distinction en phosphore organique et phosphore minéral, qui permettrait la mise en évidence de la falsification par les phosphates, enfin la détermination de l'azote, sont les seuls moyens de reconnaître en réalité la pureté et le dosage véritable d'un tel produit.

A défaut de cette méthode complète, trop souvent inapplicable, on devra vérifier, en tout cas, qu'il n'y a pas une trop forte proportion de matière albuminoïde mélangée à l'acide. Pour cela, on fera successivement l'essai des réactions du Biuret et de Millon. Pour un produit parfaitement pur, ces essais doivent rester complètement négatifs. Il en est de même de la réaction xanthoprotéique dont la présence, caractérisant la xanthine, l'hypoxanthine, etc., indiquerait dans la matière l'existence de produits de décomposition des nucléines primitives.

Les acides nucléiques ou nucléiniques se trouvent sous des noms ou des appellations plus ou moins déguisées dans le commerce spécialisé. Il en est de même de leurs divers sels métalliques dont les usages thérapeutiques sont du reste, sauf pour les sels alcalins ou alcalino-terreux, complètement différents de ceux des acides eux-mêmes :

Les acides nucléiques sont présentés : 1° soit en *pilules* dosées de 5 à 10 centigrammes, à prendre en quantité telle que l'absorption quotidienne totale ne dépasse pas 5 à 15 centigrammes; 2° soit en *saccharures* à 10 ou 15 centigrammes par cuillerée à café. Les acides nucléiques ne présentant pas de mauvais goût, c'est là le mode d'administration de choix.

Pour les mêmes raisons que dans le cas des préparations de lécithine, le médecin peut ordonner la confection extemporanée de saccharures plus ou moins complexes, tels que :

Acide nucléinique pur	0gr,10 ou 0gr,20
Sucre.....	3gr,80
Vanilline	Q. S. pour parfumer.

Il peut varier cette formule en remplaçant le sucre par un mélange à parties égales de sucre et de cacao.

Injections sous-cutanées. — La médication nucléinique étant encore de date toute récente, et en « train de se faire », pour ainsi dire, il n'y a pas encore de tradition clinique et par conséquent de technique pour l'ingestion des acides nucléiques par la voie sous-cutanée. Au praticien tenté d'essayer ce mode de médication, sans danger, puisque les acides nucléiques ne sont pas toxiques, on peut, en se repérant aux doses moyennes de lécithine injectées dans les mêmes conditions, indiquer les préparations contenant la solution injectable suivante :

Nucléinate de soude pur.............	0gr,10
Eau..................	Q. S. pour dissolvant.

Stériliser.

pour une injection tous les jours.

ABRÉVIATIONS :

A.	*Liebig's Annalen.*
J.	*Journ. f. prakt. Chem.*
H.	*Hope Seyler Zeitschrift für physiologische Chemie.*
Ber.	*Berichte der chemischen Gesellschaft.*
C. R.	*Compte rendus de l'Académie des sciences.*
J. Th.	*Journal für thierische Chemie.*

TABLE DES MATIÈRES

Introduction ... 5

I. — Composition et caractères chimiques des corps phosphorés de l'organisme ... 7
- 1. Acide phosphorique ... 8
- 2. Acide glycéro-phosphorique et glycérophosphates minéraux ... 12
- 3. Produits d'identification des lécithines... 16
- 4. Autres composés phosphorés ... 17
- 5. Nucléo-albumines ... 19
- 6. Nucléines et acides nucléiques ... 20

II. — Sources et localisations organiques des complexes phosphorés ... 26
- 1. Phosphates et glycéro-phosphates ... 27
- 2. Lécithines ... 28
- 3. Nucléines et acides nucléiques ... 43

III. — Sources et préparations commerciales de lécithines et d'acides nucléiques ... 44

IV. — Applications physiologiques et thérapeutiques des lécithines ... 53
- 1. Propriétés physiologiques des lécithines .. 53
- 2. Actions et propriétés thérapeutiques ... 62

V. — Propriétés physiologiques et applications thérapeutiques des nucléines et acides nucléiques 71
- 1. Propriétés physiologiques ... 72
- 2. Propriétés et applications thérapeutiques 75

VI. — Pratique de la thérapeutique phosphorée : formes diététiques et pharmaceutiques ... 77
- 1. Administration du phosphore ... 77
- 2. Administration de l'acide phosphorique.. 79
- 3. Administration des phosphates ... 82
- 4. Administration des glycéro-phosphates... 83
- 5. Administration des lécithines ... 87
- 6. Administration des acides nucléiques ... 92

8150-03. — Corbeil. Imprimerie Éd. Crété.